DR. MED. INGEBORG LACKINGER KARGER

Wechseljahre

THEORIE

PRAXIS

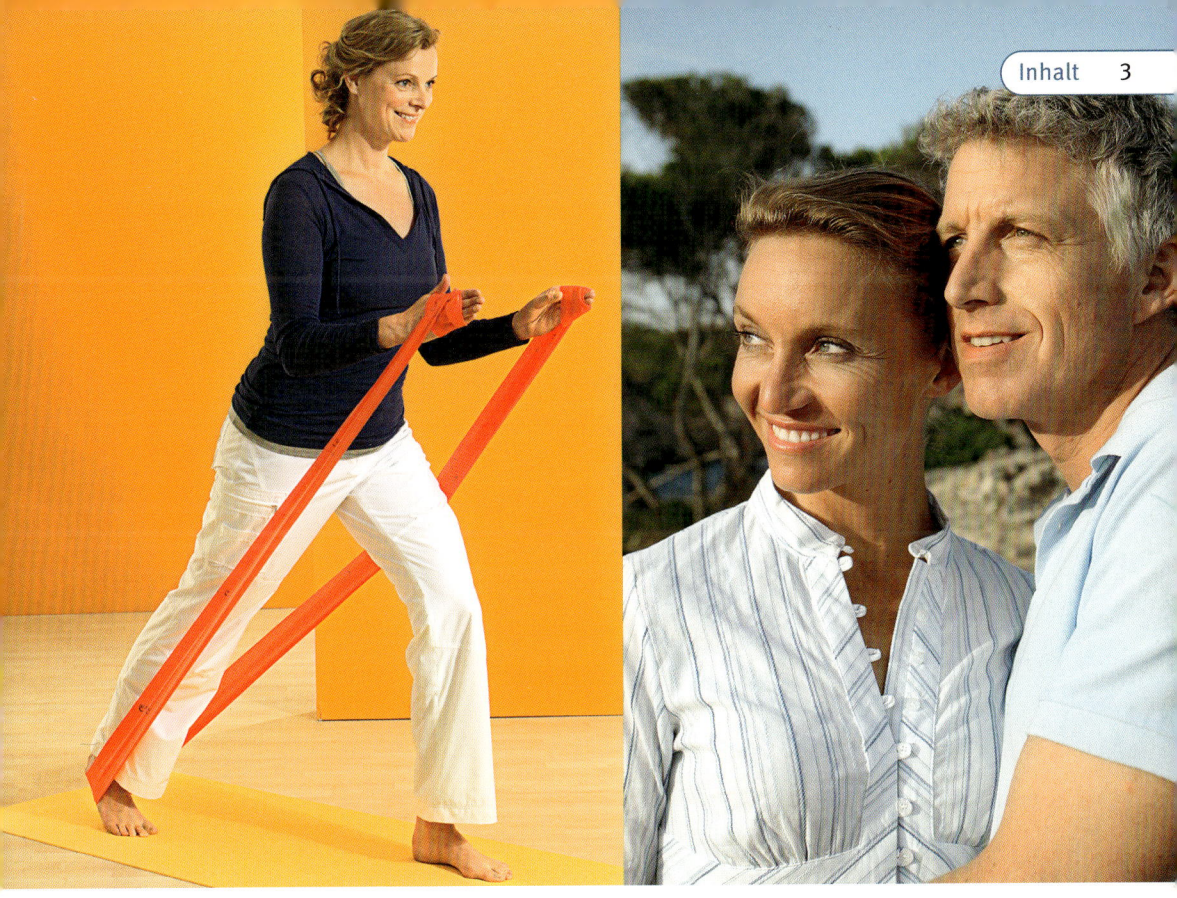

SERVICE

DIE AUTORIN

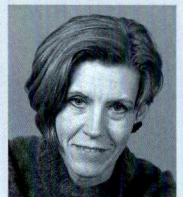 **Dr. med. Ingeborg Lackinger Karger** ist Frauenärztin, Psychoanalytikerin und praktizierende Ärztin für Psychotherapeutische Medizin. Zusätzlich zur Medizin hat sie auch Kunstgeschichte studiert. Sie qualifizierte sich neben ihrer Arbeit als Frauenärztin und Geburtshelferin zur Psychoanalytikerin und verlegte schließlich den Schwerpunkt ihrer Arbeit auf die tiefenpsychologische Psychotherapie und Psychosomatik. Sie hat stets versucht, »über den Tellerrand« zu blicken und sich für unterschiedliche Sichtweisen und die tieferen Zusammenhänge der Dinge interessiert. Daher hat es sich wie von selbst ergeben, dass sie sich im Bereich der Medizin der Frauenheilkunde zuwandte und sich mit dem Frausein und dem Zusammenwirken von Körper und Seele beschäftigt.
Seit einigen Jahren ist sie auch als Dozentin an Universität, Fachhochschule und psychotherapeutischen Ausbildungsinstituten tätig. Als freie Autorin hat sie zudem zahlreiche wissenschaftliche und journalistische Beiträge sowie mehrere Bücher zur Frauenheilkunde und zur Psychosomatik veröffentlicht.

EIN WORT ZUVOR

Die Zeiten wandeln sich – zum Glück! Dennoch drängt sich immer wieder das Gefühl auf, dass gerade wir Frauen einengenden Vorurteilen bezüglich des Älterwerdens nichts entgegensetzen. Aus Angst? Oder aus Scham? Machen Sie sich bewusst, dass Sie auch während der Wechseljahre wachsen und reifen und niemals stillstehen. Eine Herausforderung bleibt diese Zeit allemal – trotz aller guten Vorsätze. Versuchen Sie, diese neue und spannende Lebensphase nicht einfach »irgendwie« hinter sich zu bringen, sondern sie auszufüllen und zu gestalten – auf Ihre ganz persönliche Weise. In meiner Arbeit als Frauenärztin und Psychotherapeutin erfahre ich immer wieder, wie verunsichert manche Frauen diese Zeit angehen. Das Wissen um die Zusammenhänge hilft da schon ein gutes Stück weiter, hin zu mehr Selbstsicherheit und Selbstvertrauen in den eigenen Körper.

Dieses Buch soll Ihnen ein Begleiter sein, um mit einer lebensbejahenden Einstellung durch die Wechseljahre zu kommen und mögliche Krisen zu meistern. Natürlich treten manchmal lästige Begleiterscheinungen auf, gelegentlich sogar Beschwerden, die Körper und Seele belasten. Auch für diese Fälle kann Ihnen dieses Buch eine Orientierung geben: Sie erfahren, wie Sie Symptome erkennen und lindern, wie Sie sich selbst helfen können und wann Sie ärztliche Hilfe in Anspruch nehmen sollten.

Es ist bei Licht besehen kein Nachteil, dass Mutter Natur den Frauen neben der Möglichkeit, schwanger zu werden und Kinder zu gebären, auch eine so enorme Wendephase zumutet – besser: zutraut. Frauen erleben sich dadurch zwangsläufig viel bewusster, sowohl körperlich als auch seelisch. Ein großes Potenzial, aus dem zu schöpfen sich lohnt. In diesem Sinne wünsche ich Ihnen guten Mut und Zuversicht für selbstbestimmte Wechseljahre!

Dr. med. Ingeborg Lackinger Karger

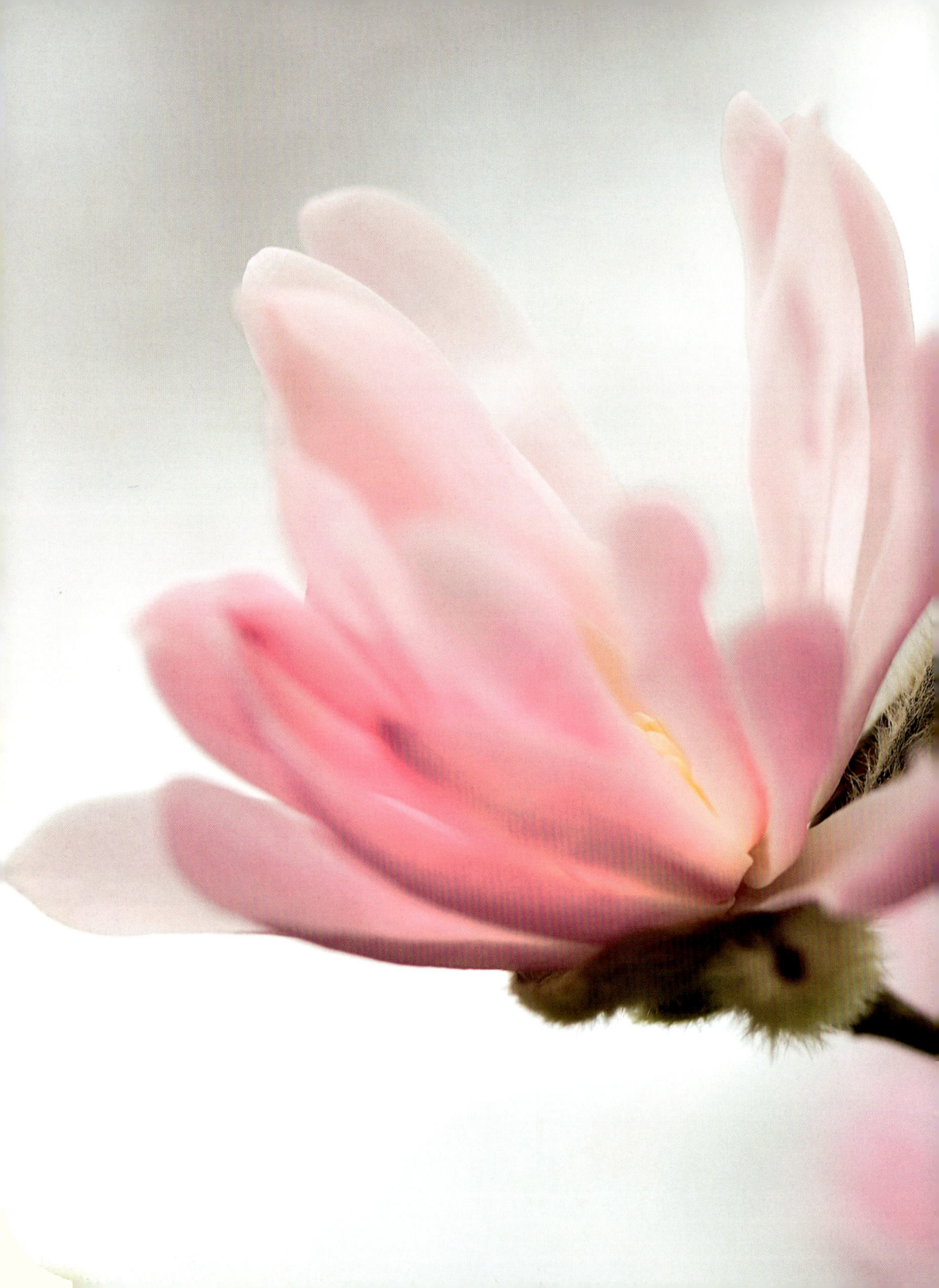

EINE NEUE LEBENSPHASE

Jede Frau weiß, dass Wechseljahre auf sie zukommen, manche sind dennoch überrascht. Gut, Bescheid zu wissen, denn Hormone lassen sich nicht überlisten.

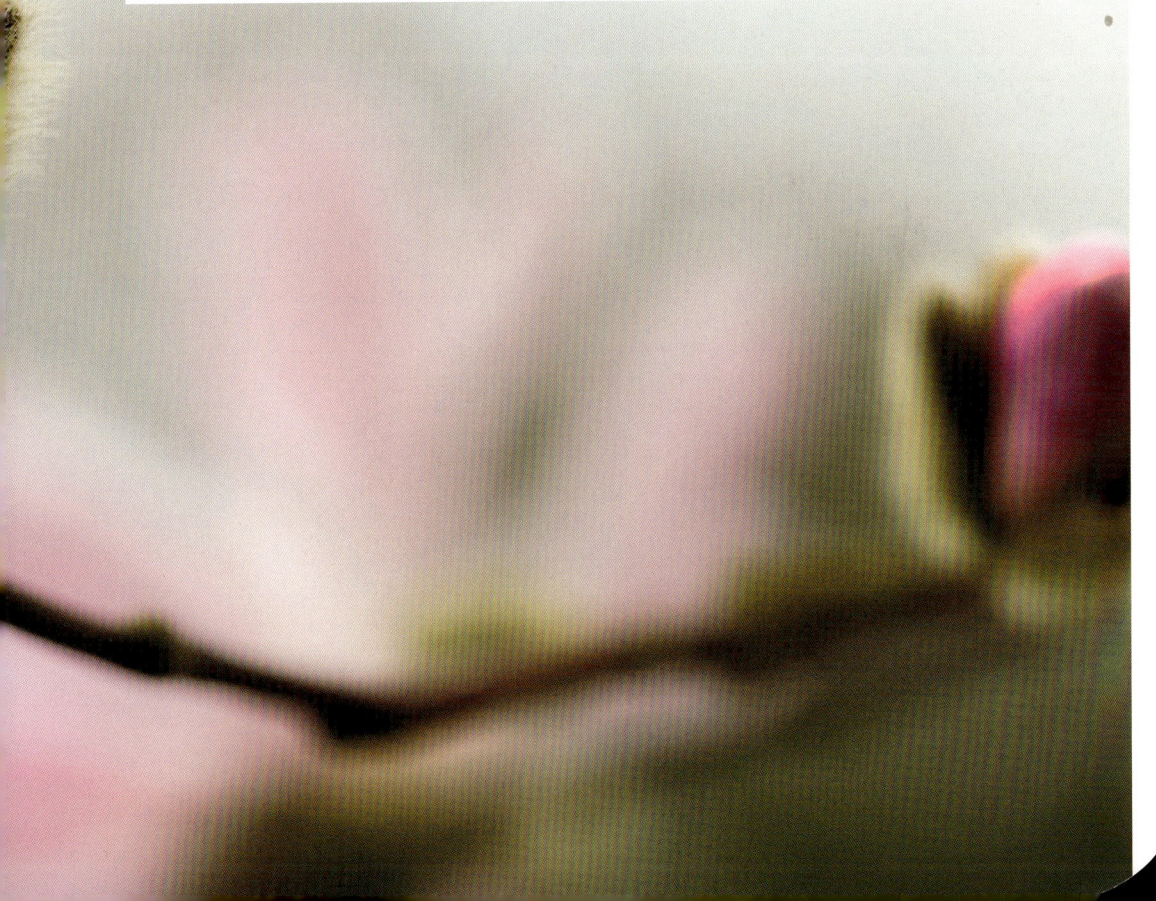

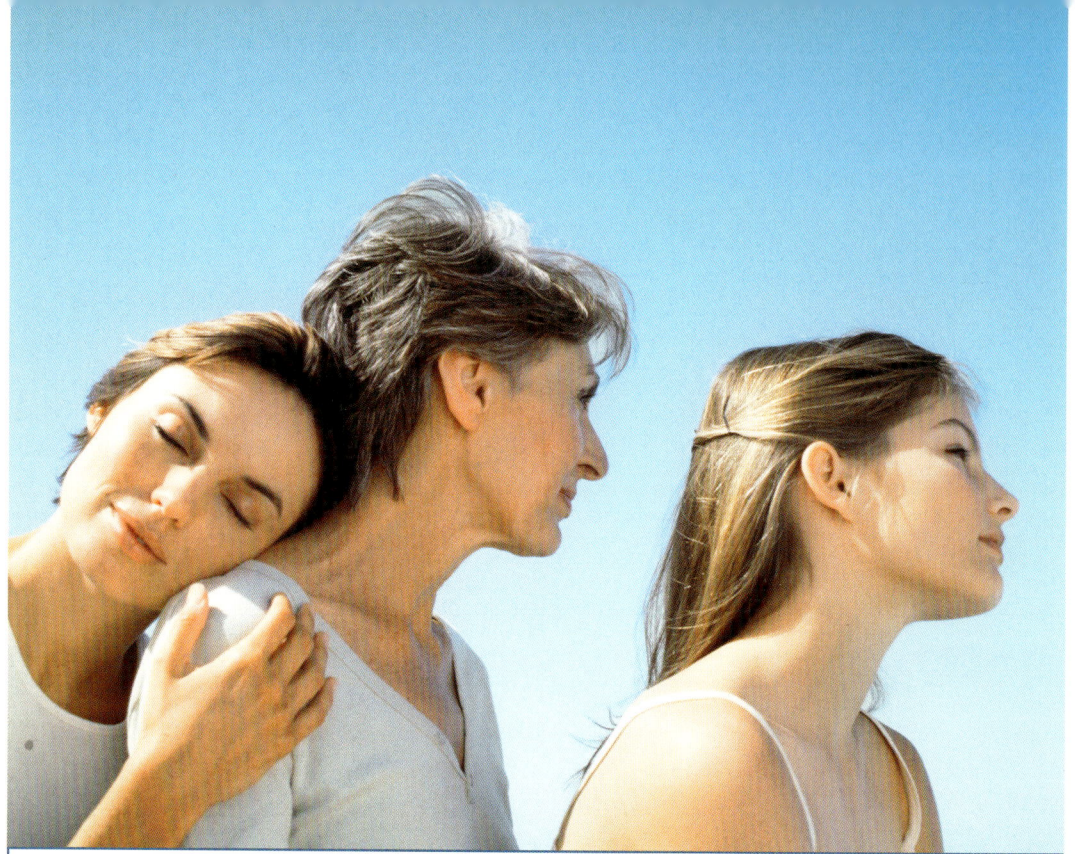

Die Zeit des Wandels

Unbeschwerte Jahre der Kindheit, eine ungestüme Zeit der Pubertät und die lange Phase der Fruchtbarkeit gehen den Wechseljahren voraus. In Ihrem neuen Lebensabschnitt zählen Werte wie Erfahrung, Reife und Umsicht, die Sie sich vielleicht erst mühsam im Laufe der Jahre erarbeitet haben, die es Ihnen jedoch ermöglichen, selbstbewusst und neugierig die Symptome der Wechseljahre anzunehmen. Wenn Sie genauer wissen, was auf Sie zukommt, können Sie gelassen und unbefangen damit umgehen.

Stufen auf der Lebensleiter

Frauen können sich in den Wechseljahren individuell sehr unterschiedlich erleben: Für die eine bedeutet es eine große Erleichterung, jugendlichen Schönheitsidealen nicht mehr entsprechen zu müssen und sich endlich ein paar Pfunde mehr leisten zu können. Die andere grämt sich über jedes neue Fältchen und versucht mit jugendlicher Kleidung und flotten Sprüchen, »ewig jung« zu erscheinen. Sie persönlich sehen diesen Lebensabschnitt möglicherweise wieder aus einer anderen Perspektive, nutzen vielleicht Ihre inzwischen erworbene Lebenserfahrung und Ihr Wissen, um die kommenden Jahre positiv und bereichernd zu verbringen. Ein Einschnitt wird es in jedem Fall sein – und die Herausforderung, sich mit bislang Unbekanntem auseinanderzusetzen. Ängste vor Neuem sind zu überwinden, und ein weiteres Mal sind Sie auf der Suche nach dem richtigen Platz in Ihrem Leben.

Die meisten Frauen stellen sich heute selbstbewusst und neugierig der sehr persönlichen Aufgabe, ihre Wechseljahre zu gestalten. Sie betrachten diese Zeit nicht nur als einen unvermeidlichen, sondern im besten Fall sogar als einen willkommenen und gewinnbringenden Lebensabschnitt mit neuen Freiheiten.

Der Kult der ewigen Jugend

Auch wenn »50 plus« heute in aller Munde zu sein scheint, werden in unserer westlichen Kultur gerade Frauen noch immer stark an einem Jugendlichkeitsideal gemessen. Mit der Realität haben die entsprechenden Hochglanz-Eigenschaften allerdings wenig zu tun. Vielleicht geht es Ihnen selbst so: Obwohl Sie eigentlich eine ganz andere Einstellung zum Älterwerden anstreben, gelingt es Ihnen kaum, die gesellschaftlichen Vorstellungen abzuschütteln, denen zufolge nur attraktiv ist, wer sich unbeschwert und jugendlich gibt. Ganz offensichtlich scheint es ein steiniger Weg zu sein, das Älterwerden als reiche Quelle von Erfahrungen zu sehen, die sich in das Gesicht einprägen und ihm den besonderen Ausdruck verleihen. Erfahrungen, die die Linien und Formen des Körpers individuell zeichnen und damit erst interessant machen – und eben nicht immer nur einförmig fröhlich

VON SPROSSE ZU SPROSSE

In der Fachsprache werden Wechseljahre »Klimakterium« genannt. Das bedeutet im Griechischen »Leiter« oder »Stufe«. Ein anschaulicher Vergleich: Stufe für Stufe gelangen wir auf der Lebensleiter zu immer mehr Erfahrung und Weisheit.

stimmen und stets gute Laune verbreiten. Zugegeben: Die Jugend hat natürlich ihren Reiz – die Reife aber auch.

In anderen Kulturen zählen auch heute noch andere Werte, und ein anderes Wissen ist lebendig geblieben. So zeigen Studien, dass in Indien, Indonesien und China die Frauen nach den Wechseljahren sogar einen höheren gesellschaftlichen Rang genießen. In verschiedenen Indianervölkern gelten Frauen erst nach dem Wechsel als gereift genug, um gegebenenfalls heilen und als Schamanin wirken zu dürfen. Wo solche Wertvorstellungen bestehen, kann es Frauen leichter gelingen, in den Wechseljahren auch Beschwerden anzunehmen, denn sie verbinden damit nicht gleich Krankheit und Verfall, die es zu verstecken gilt. Im Gegenteil: Die Symptome des Klimakteriums weisen für diese Frauen auf die ersehnten Vorzüge des Älterwerdens hin.

KEINE FALSCHE BESCHEIDENHEIT!
In den Wechseljahren können Sie auf nahezu ein halbes Jahrhundert Lebenserfahrung zurückblicken. Sie müssen nicht mehr mühevoll ausprobieren – Sie wissen, wo es langgeht.

Pro-Aging oder Anti-Aging?

Interessant und wertvoll sind die Erkenntnisse eines relativ neuen Medizinzweigs, der Anti-Aging-Medizin. Hier haben sich Frauenärzte, Hormonforscher, Altersexperten und Sportmediziner zusammengetan, um Möglichkeiten zu entwickeln, auf wissenschaftlich gesichertem Weg den Jahren ein Schnippchen zu schlagen. Aber noch kommt diese Wissenschaft relativ schnell an ihre Grenzen. Hormontherapien sind beispielsweise äußerst fraglich, und es ist nicht zwangsläufig damit zu rechnen, auf diesem Weg das angestrebte Ziel zu erreichen. Überhaupt sind die Wirkungen einer solchen Jungbrunnentherapie noch gar nicht abzuschätzen, da die hochpotenten Hormone zum Teil unvorhersehbare Risiken und Nebenwirkungen bergen.

Doch Ihnen stehen vielfältige andere Möglichkeiten offen, das Älterwerden mit einer gesunden Lebensweise zu verlangsamen, die noch dazu erstaunlich simpel sind: ausreichend Bewegung, eine vollwertige Ernährung, geistige Aktivität und soziales Engagement mit zuverlässigen Kontakten zu Freunden und Familie. Eines steht fest: Die Risiken und Nebenwirkungen dieser Medizin sind eindeutig positiv, denn sie stabilisieren und fördern Körper und Seele – Pro-Aging sozusagen!

Mitten im Wechsel

Wenn Sie wissen, wann es bei Ihrer Mutter so weit war, haben Sie einen guten Anhaltspunkt dafür, wann Ihre Wechseljahre beginnen könnten. Statistische Untersuchungen haben nämlich ergeben, dass der Zeitpunkt genetisch bedingt ist: Die letzte Regel stimmt bei Mutter und Tochter zu 70 bis 87 Prozent überein.

Typische Anzeichen

Die Symptome der Wechseljahre entstehen als Folge der schwankenden Hormonspiegel, die sich erst allmählich auf einem tiefen Niveau einpendeln und stabilisieren. Und das kann viele Monate dauern. Jedenfalls sind die klassischen Symptome keine Anzeichen dafür, dass etwas grundsätzlich nicht stimmt. Und krankhaft sind sie nur, wenn sie Ihren Alltag schwer belasten.

> Äußerlich zeigen sich die Veränderungen oft am deutlichsten: Viele Frauen merken als Erstes, dass sie rundlicher werden.
> Die Periodenblutungen treten unregelmäßig, verstärkt, häufiger oder seltener auf. Sie können sich zu Schmierblutungen vermindern oder für Monate ganz ausfallen.

GU-ERFOLGSTIPP   MACHEN SIE ES SICH LEICHTER!

Ihre Wechseljahre können Sie nicht verhindern. Aber Sie können den Übergang möglichst sanft gestalten:

> Offenheit verhilft Ihnen zu wertvollen Impulsen und dazu, Neues auszuprobieren. Das lenkt von grüblerischen Selbstzweifeln ab.
> Eine lustbetonte Ernährung mit vielfältigen Genüssen schafft Wohlbefinden und fördert ein selbstbewusstes Körpergefühl.
> Etwa fünf Kilo über Ihrem bisherigen Normalgewicht sind günstig, denn Fettgewebe produziert Östrogen.
> Stellen Sie spätestens mit 35 das Rauchen ein, denn Nikotin beschleunigt den Östrogenabbau.

> Es können sogenannte »fliegende Hitzen«, also Hitzewallungen mit Hautrötungen, auftreten: Sie steigen vom Dekolleté über den Hals in den Kopf und sind ebenso schnell wieder verschwunden wie sie kamen.
> In Kombination mit Hitzewallungen tritt zeitweiliges Herzrasen oder verstärktes Herzklopfen auf.
> Nächtliche Schweißausbrüche können zu anhaltenden Schlafstörungen führen.
> Kopfschmerzen bis hin zu Migräne treten häufiger auf oder sie verstärken sich.
> Die Schleimhäute (vor allem in der Scheide) werden durch ihre Trockenheit empfindlicher.
> Sie haben stärkeres oder geringeres sexuelles Verlangen als zuvor und häufig mehr Bedürfnis nach sanfter Zärtlichkeit.
> Sie sind reizbarer und leiden unter Stimmungsschwankungen – von »himmelhoch jauchzend« bis »zu Tode betrübt«.
> Sie haben häufig Konzentrationsschwierigkeiten.

Wechseljahre auf Fach-Chinesisch

Die Wechseljahre sind ein Prozess, der sich im Allgemeinen über zwei bis sieben Jahre hinzieht. Für die einzelnen Phasen verwendet die Medizin bestimmte Fachbegriffe, die Sie kennen sollten. Leider werden sie im Alltag nicht immer präzise angewandt:

> Das *Klimakterium*, so heißen die Wechseljahre in der medizinischen Fachsprache, umfasst die Zeit zwischen dem 40. und 60. Lebensjahr – die gesamte Phase um den Zeitpunkt der letzten Blutung herum.
> *Menopause* wird das endgültige Ausbleiben der monatlichen Periodenblutung genannt. Im Durchschnitt tritt sie im Alter von 52 Jahren ein.
> *Prämenopause* nennt man die Jahre vor, *Postmenopause* die Jahre nach der Menopause. Die Zeit unmittelbar vor und nach der letzten Regelblutung heißt *Perimenopause*.
> Als vorzeitig wird die Menopause angesehen, wenn sie bereits vor dem 40. Lebensjahr eintritt. Als spät gilt sie, wenn sie nach dem 55. Lebensjahr einsetzt.

Sind Sie schon in den Wechseljahren?

Wenn Ihre Perioden nicht mehr im gleichmäßigen Rhythmus kommen, Sie wissen, dass Ihre Mutter in Ihrem gegenwärtigen Alter allmählich in den Wechsel kam, Sie die nachstehenden Fragen für die letzte Zeit häufiger mit ja beantworten, könnten das Hinweise darauf sein, dass Sie in den Wechseljahren sind:

	ja	nein
Ich bin gereizt, nervös, launisch	1	0
Ich fühle mich erschöpft und kraftlos	1	0
Ich bin ängstlich und angespannt	1	0
Ich bin allgemein und auch sexuell lustlos	1	0
Ich kann mich schlecht konzentrieren	1	0
Ich habe oft Hitzewallungen, auch nachts	3	0
Ich schlafe schlechter als früher	2	0
Meine Haut ist trockener und empfindlicher	2	0
Trotz Lust wird die Scheide nur sehr langsam feucht	3	0
Ich fühle mich unangenehm älter als früher	1	0

Ergebnis

> 0–5 Punkte: Sie sind noch nicht in den Wechseljahren oder stehen erst an deren Beginn. Wenn Ihre Beschwerden ausschließlich psychisch sind, können auch Stress und Überlastung die Ursache für den instabilen Zustand sein.
> 6–10 Punkte: Sie sind offenbar bereits in den Wechseljahren, doch keine Sorge, Ihre Symptome liegen im Bereich des Normalen. Überwiegen Ihre psychischen Symptome, suchen Sie gezielt Entlastung vom Stress.
> 11–16 Punkte: Alles deutet auf die Wechseljahre hin – und Ihre Beschwerden sind beträchtlich. Das muss nicht so bleiben. Lassen Sie sich ärztlich beraten.

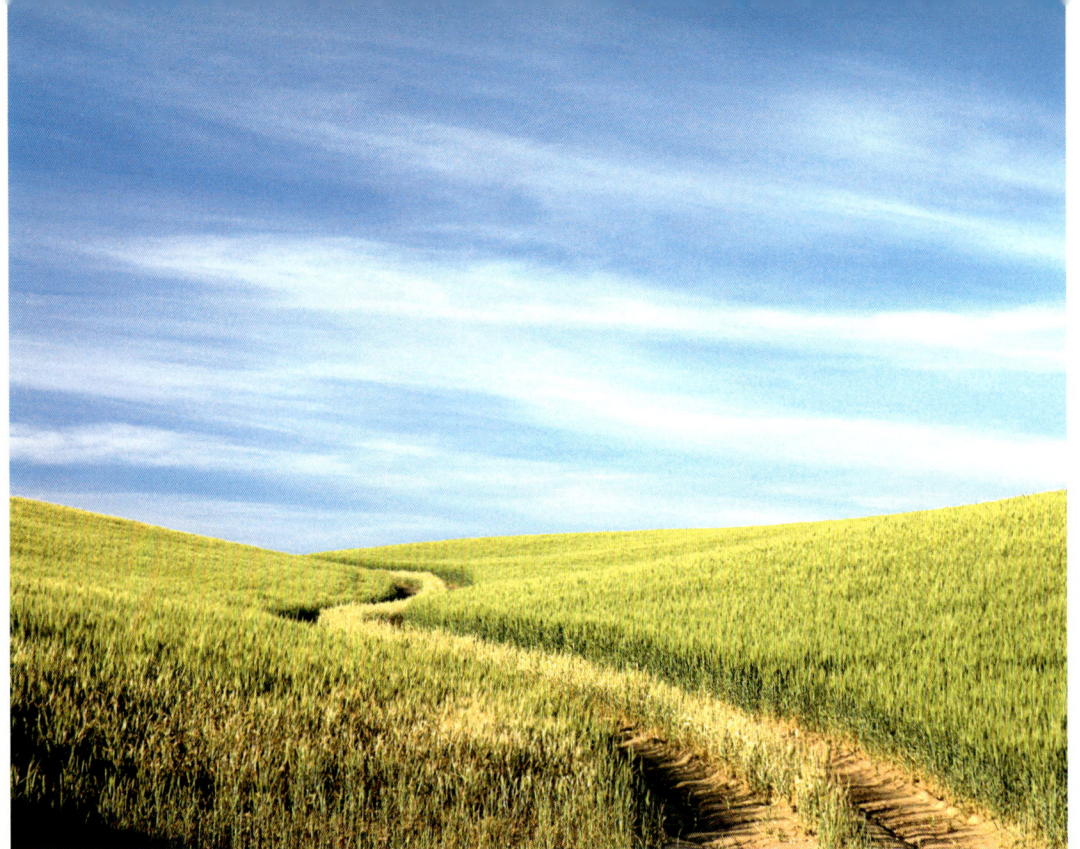

Neue Wege erkunden

Die Wechseljahre sind, ähnlich wie die Pubertät, von tief greifenden Veränderungen geprägt: Der Hormonhaushalt stellt sich um und mit ihm wandeln sich Figur, Haut und Haare. Die Psyche reagiert gelegentlich unerwartet, das macht manchen Frauen erheblich zu schaffen. Ein völlig natürlicher Entwicklungsprozess, der eine Menge bereichernder Herausforderungen mit sich bringt. Obwohl diese vielleicht nicht immer einfach zu bewältigen sind – es gibt keinen Anlass, beunruhigt zu sein.

Der Einfluss der Hormone

Die erste wichtige Wechselphase in Ihrem Leben als Frau war die Pubertät. In dieser Zeit pendelte sich Ihr Monatszyklus ein: Alle 23 bis 32 Tage – individuell unterschiedlich – konnten Sie seither damit rechnen, dass Ihre Blutung beginnen und einige Tage anhalten würde. Und zwischen den Tagen der Blutung lag der Eisprung, der Ihnen bei Befruchtung zu einer Schwangerschaft verhelfen konnte. Diese Regel stellt sich nun um. Denn die Sexualhormone werden bald nicht mehr für die komplexen Vorgänge rund um die Fruchtbarkeit gebraucht. Und um sexuelle Lust und Lebensfreude erleben zu können, reichen glücklicherweise auch niedrigere Hormonkonzentrationen als die der Jugendjahre.

Hormone – eng vernetzte Spezialisten

Allerdings sind es nicht die bekannten typisch weiblichen Hormone Östrogen und Progesteron allein, die etwas mit den Veränderungen in den Wechseljahren zu tun haben. Vielmehr stehen die Sexualhormone in enger Zusammenarbeit mit den sogenannten Steuerungshormonen aus dem Gehirn, die über einen Regelkreis den gesamten Hormonhaushalt regulieren. Diese Steuerungskreisläufe sind hochkomplex verschaltet. Sie beeinflussen alle hormonbildenden Organe und sind selbst für Fachleute nicht eben einfach zu durchschauen.

> Im Hypothalamus, einer bestimmten Hirnregion, wird das Steuerungshormon Gonadotropin-Releasing-Hormon (GnRH) freigesetzt, das über den Blutkreislauf in die Hirnanhangsdrüse (Hypophyse) geleitet wird. Dort löst es die Produktion und Freisetzung von zwei weiteren wichtigen Steuerungshormonen aus, dem follikelstimulierenden Hormon (FSH) und dem luteinisierenden Hormon (LH).

> Das FSH bewirkt in den Eierstöcken die Reifung von Eibläschen (Follikeln). Diese produzieren Östrogen. Dadurch steigt der Östrogenspiegel im Blut. Der Spiegel wird vom Gehirn registriert und die FSH-Bildung gedrosselt. Gleichzeitig regt der erhöhte Östrogenspiegel die Bildung von LH an. Mehr LH im Blut führt schließlich zum Eisprung.

SPÄTE SCHWANGERSCHAFT?

In den Wechseljahren kommen immer weniger Eizellen zur Reifung. Nach dem 45. Lebensjahr tritt zwar noch bei vielen Zyklen ein Eisprung auf. Aber eine Befruchtung und damit eine Schwangerschaft ist mit 0,2 Prozent relativ unwahrscheinlich.

DIE HORMONFABRIKEN DES WEIBLICHEN KÖRPERS

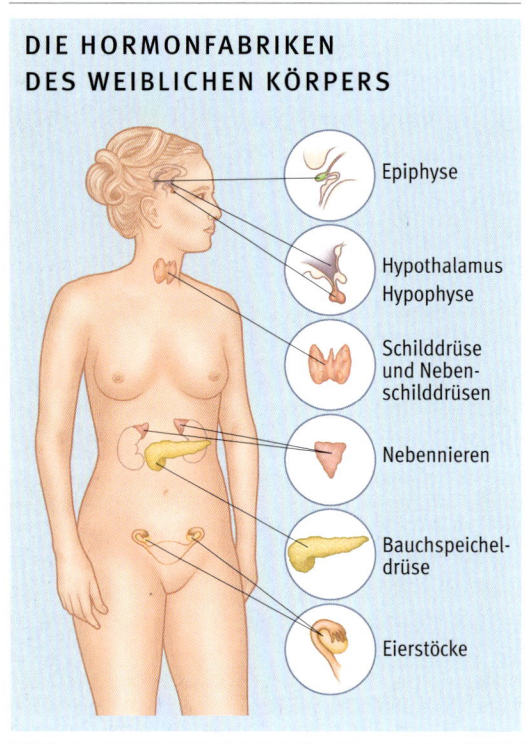

Epiphyse

Hypothalamus
Hypophyse

Schilddrüse
und Neben-
schilddrüsen

Nebennieren

Bauchspeichel-
drüse

Eierstöcke

Es gibt keine einzige Funktion im Organismus, die nicht von Hormonen gesteuert wird.

> In der nach dem Eisprung leeren, gelblichen Eihülle entsteht ein Gelbkörperhormon (Progesteron), das im Fall einer Befruchtung die Einnistung des Eis und seine weitere Entwicklung fördert. Kommt es nicht zur Befruchtung, sinken Östrogen- und Progesteronspiegel im Blut ab, und die Periodenblutung beginnt. Sinkende Östrogenspiegel regen wiederum das Gehirn zu neuer Hormonproduktion an, und der Monatskreislauf beginnt von Neuem.

Der Zyklus in den Wechseljahren

In den Wechseljahren haben die Eierstöcke die meisten Eibläschen verbraucht und ihre Hormonproduktion geht zurück. Die Folge sind sinkende Östrogenspiegel im Blut. Das Gehirn reagiert mit einer gesteigerten Bildung der Steuerungshormone LH und FSH (Seite 15), doch die Eierstöcke können darauf nicht mehr antworten. Wegen der niedrigen Östrogenspiegel im Blut stellt die Gebärmutter im Laufe der Zeit die Menstruationsblutungen ein: Die Menopause tritt ein.

Doch keine Sorge, auch nach dem Wechsel bleiben Ihnen noch genug Hormone! Erstens produzieren die Eierstöcke weiter, nur in deutlich geringerem Maß. Und zweitens: Im Fettgewebe entsteht ein chemischer Verwandter des Östrogens – das Östron. Dazu wird das auch bei Frauen vorhandene männliche Hormon Androstendion entsprechend umgewandelt.

Die Aufgaben der Östrogene

Die Östrogene sind im Organismus der Frau – und in geringerem Umfang auch beim Mann – von großer Bedeutung. Einerseits haben sie als die wohl bekanntesten Sexualhormone eine wichtige Aufgabe im Fruchtbarkeitszyklus der Frau, andererseits bedeutsame Aufbauwirkungen auf andere Organe:

> Östrogene fördern die Durchblutung und den Flüssigkeitshaushalt aller Gewebe.
> Sie setzen Wachstums- und Aufbauprozesse in Gang.
> Sie beschleunigen Stoffwechsel- und Verdauungsprozesse.
> Sie steigern den Blutdruck.
> Sie spielen auch für die seelische Balance eine Rolle, denn sie können die Stimmung heben.

Die weiblichen Hormone sind darüber hinaus in ein enges Netzwerk mit anderen Hormonen und Übermittlerstoffen des Nervensystems (Neurotransmitter) eingebunden. Sie arbeiten eng mit dem Stoffwechsel der Schilddrüse zusammen und beeinflussen die Nebennierenhormone, zum Beispiel das Hormon Cortisol, dessen Aufgabe unter anderem darin besteht, Entzündungsvorgänge im Körper zu unterdrücken. Auch mit den Stresshormonen wie Adrenalin und Noradrenalin sind die weiblichen Hormone vernetzt. Sogar die körpereigenen Morphinstoffe, die Endorphine, die für Wohlbefinden und Schmerzfreiheit sorgen, werden von den Sexualhormonen angeregt – und umgekehrt.

Erröten, schwitzen, frösteln – die fliegende Hitze

Das ist typisch für die Wechseljahre: Ihr Herz beginnt zu klopfen und plötzlich schießt Ihnen eine heiße Welle vom Hals hoch in den Kopf und in den gesamten Körper. Sie erröten, Schweiß bricht aus, und mit Frösteln und Frieren verschwindet nach wenigen Minuten die fliegende Hitze wieder – wie der Name es so bildhaft sagt. Hitzewallungen setzen häufig schon vor der Menopause ein, und zwei Drittel aller Frauen leiden noch nach der Menopause darunter, vor allem nachts. Der Schlaf und die erholsamen Traumphasen können dadurch empfindlich gestört werden. Aber wodurch werden diese Hitzewallungen ausgelöst?

DAS SCHWER DEFINIERBARE VORGEFÜHL

Viele Frauen fühlen, dass es gleich wieder losgeht. Oft geht Hitzewallungen eine sogenannte Aura voraus, die sich zum Beispiel durch Herzklopfen bemerkbar machen kann.

Eine Kettenreaktion?

Genau weiß man es noch nicht, doch Experten vermuten, dass plötzliche Östrogenschwankungen die Ursache für Hitzewallungen sind. Sinkt der instabile Östrogenspiegel plötzlich stark ab, deutet das der Organismus als Östrogenentzug. Dies setzt eine

Kettenreaktion in Gang: Sinkende Östrogenspiegel reizen das Temperaturzentrum im Gehirn. Das missversteht der Organismus als Überhitzung und stellt deshalb den Temperaturrichtwert wie einen Thermostaten im Gehirn um einige Grad nach unten. Um die scheinbare Überhitzung wieder abzubauen, bildet der Körper vermehrt das Stresshormon Adrenalin. Das bewirkt einen schnelleren Herzschlag, Erweiterung der Blutgefäße in der Haut und Schwitzen: alles natürliche Reaktionen, um sich abzukühlen, doch in diesem Fall eigentlich unnötig.

Wenn Sie zu jenen Frauen gehören, die über längeren Zeitraum unter äußerst heftigen Hitzewallungen leiden und sich in ihrem Alltag erheblich eingeschränkt fühlen, kann Ihr Arzt wirksame Hilfe anbieten. Unter Umständen verordnet er sogar eine individuell dosierte Hormontherapie (ab Seite 104). Treten solche Wallungen jedoch schon vor dem 45. oder noch nach dem 60. Lebensjahr auf, dann sollten Sie unbedingt Ihre Schilddrüsenhormone untersuchen lassen, um eine Schilddrüsenüberfunktion als Ursache auszuschließen.

Ihr neues Erscheinungsbild

TIPP
Wenn Ihnen Ihre grauen Haare nicht gefallen, könnten Strähnen in Ihrer Naturfarbe eine Möglichkeit sein. Bei hellem Naturton erzielen Sie mit verschiedenen Nuancen schöne Effekte. Das erspart eine komplette Färbung.

Wenn sich im Lauf der Wechseljahre Ihr Körper verändert, so ist das nur zum Teil auf die Veränderungen im Hormonhaushalt zurückzuführen. Zum anderen Teil kann es sich auch um normale Altersveränderungen handeln, die manchmal schon nach dem 30. Lebensjahr dezent beginnen, in den Wechseljahren dann einfach unübersehbar und deshalb oft fälschlicherweise dem Klimakterium zugeschrieben werden. Die körperlichen Anzeichen des Älterwerdens wie Falten, ergrauendes Haar, größeres Ruhebedürfnis, frühere Ermüdungserscheinungen und Begrenzung auf Wesentliches mögen Sie vielleicht als Beschränkung oder Nachteil empfinden. Sie sollten sie aber keinesfalls allein auf »die Hormone« zurückführen. Aus dieser Warte betrachtet läge es nahe, die Wechseljahre als fortschreitende Mangelerscheinungen anzusehen. Dann wäre der Weg zu Hormonpillen nicht mehr allzu weit, die vermeintlich die Jugendlichkeit und attraktive Weiblichkeit erhalten sollen. Doch das ist und bleibt ein Trugschluss.

Haut und Haare

Es ist nicht zu leugnen: Die Jahre zeichnen ihre Spuren auf die Haut. Von der zarten Babyhaut bis in die Dreißiger reift die Haut zunächst langsam – von den Turbulenzen der Pubertät einmal abgesehen. Doch bald werden Sie erste Alterungszeichen bemerken: Kleine Fältchen bleiben, und besonders nach Stress und bei Wind und Wetter braucht die Haut mehr Pflege und sogar längere Phasen zum Regenerieren. Gleiches gilt für die Haare. Sie verlieren langsam an Spannkraft, vielleicht auch an Volumen. Auf jeden Fall blitzen immer mehr graue Natursträhnen auf.

Der natürliche Hautschutz

Frauen haben von Natur aus zartere Haut als Männer – dank der Östrogene. Ihre Haut kann aus diesem Grund auch mehr Feuchtigkeit speichern und hat deshalb ein frischeres Aussehen, zumindest in den ersten Lebensjahrzehnten. Mit dem Absinken der Östrogenproduktion jedoch gleichen sich Frauen- und Männerhaut einander an. Die Elastizität der Haut, ihre Fähigkeit zur Speicherung von Feuchtigkeit, ihr Gehalt an den Eiweißstoffen Kollagen und Elastin vermindern sich. Das stabilisierende Netz von Eiweißfasern kann durch übermäßige UV-Einwirkung aus Sonnenlicht oder Sonnenbank noch zusätzlich geschädigt werden. Die Medizin ist heute sicher, dass sich das Risiko für Hautkrebs durch exzessive und allzu häufige Sonnenbäder erhöht. Aber auch das Aussehen leidet unter UV-Strahlen: Zur Lederhaut handeln Sie sich noch vorzeitig Falten ein. Mit den Jahren wird die Haut ohnehin sehr sonnenempfindlich, da sie durch immer weniger Melanozytenpigment geschützt ist. Falten entstehen in den Wechseljahren übrigens auch deshalb, weil die Produktion der Talgdrüsen nachlässt und die Haut dadurch stärker austrocknet. Außerdem sinkt mit zunehmendem Alter die Regenerationsfähigkeit der Haut, daher heilen beispielweise Wunden langsamer ab.

Störrische Silberfäden

Ihre ersten grauen Haare haben Sie sich vielleicht noch einzeln ausgezupft. Doch die Mühe lohnt sich auf Dauer nicht, denn mit den Jahren nehmen die hellen Strähnen immer mehr überhand. Auch die Struktur des Haars verändert sich. Es wird trockener und spröder, verliert etwas von seiner Sprungkraft, wird unter Umständen auch insgesamt dünner. Sollten Ihre Haare nicht mehr so gut wie früher liegen: Probieren Sie Packungen aus, die auf Ihr Haar abgestimmt sind. Oder versuchen Sie es mal mit einer neuen Frisur. Vielleicht passt die ja viel besser zu Ihrem heutigen Typ!

Gesunde Pfunde

Gehören Sie auch zur Mehrheit der Frauen, für die es in den Wechseljahren immer schwieriger wird, das bisherige Körpergewicht zu halten? Mit Diäten und sportlicher Betätigung lässt sich daran nur begrenzt etwas ändern. Sicher ist: Jenseits der Lebensmitte brauchen Sie weniger Kalorien. Der Stoffwechsel verlangsamt sich, und Sie nehmen schneller zu. Generell bekommt die weibliche Figur im Lauf der Jahre andere Proportionen: Die Brüste werden fülliger und schwerer, die Taille gewinnt an Umfang, und der Bauch rundet sich. Die Oberschenkel dagegen werden häufig dünner, und der Po wird flacher. Das alles hat biologisch auch einen tieferen Sinn.

Warum sich die Figur verändert

Die Pölsterchen widersetzen sich in den Wechseljahren deshalb allen Diätversuchen, weil sich die Verteilung der Fettzellen verändert. Physiologisch gesehen ist das sehr sinnvoll, da in den Fettpolstern Androgene (männliche Hormone) in Östron umgewandelt werden und auf diese milde Weise das Absinken des Östradiols (Seite 108) aus den Eierstöcken abgefedert wird. Deshalb sind gerade jene Fettpölsterchen um die Hüften so wichtig, die in den Wechseljahren selbst bei strenger Diät nicht so ohne weiteres weichen mögen. Hungern Sie also besser nicht gegen diese wichtige Östrogenquelle an. Das soll aber andererseits keine Rechtfertigung für gesundheitsschädigendes Übergewicht sein!

Das ideale Körpergewicht

Es ist zur Genüge bekannt: Übergewicht schadet der Gesundheit. Überflüssige Pfunde können zu Zuckerkrankheit (Diabetes), Herzmuskelschwäche und Bluthochdruck führen und durch die Last des unnötigen Gewichts auch noch den natürlichen Gelenkverschleiß (Arthrose) beschleunigen. Übergewicht geht zudem mit einem erhöhten Cholesterinspiegel einher. Die gefährlichen Folgen: Gefäßverkalkung, Herzinfarkt und Schlaganfall.

Doch auch Untergewicht ist, gerade in reiferen Jahren, mit deutlichen gesundheitlichen Risiken verbunden, insbesondere mit der Gefahr einer Osteoporose (ab Seite 98). Selbst wenn es also Ihrem Schönheitsideal zunächst nicht entspricht: Versuchen Sie nicht, sich mit quälenden Diäten (die ohnehin kaum fruchten) eine scheinbar jugendliche Figur zu erhalten. Sie sind den Stress nicht wert. Besonders schädlich und anstrengend ist es, immer wieder neue Diäten zu versuchen, weil diese meist in Frustration und erneuter Gewichtszunahme enden: Der berüchtigte Jo-Jo-Effekt schlägt zu. Viel besser fahren Sie, wenn Sie Ihren Grundumsatz steigern – und dazu verhilft Ausdauersport (ab Seite 38) in Kombination mit gesunder, vollwertiger Ernährung (ab Seite 58). Wenn Sie Ihre Figur auf gesunde Weise in Form halten, brauchen Sie nicht mit verstärkten Beschwerden in den Wechseljahren zu rechnen. Zudem hat die Wissenschaft längst festgestellt: Unter- und idealgewichtige Frauen haben in der Regel mehr Wechseljahresbeschwerden als normalgewichtige Frauen mit vier bis acht Kilogramm über ihrem Gewicht vor dem Klimakterium.

DER BODY-MASS-INDEX

Die Ernährungswissenschaft rät seit einigen Jahren dazu, für das Gewicht die Formel des Body-Mass-Index (BMI) anzuwenden:

$$BMI = \frac{Körpergewicht\ (kg)}{Körpergröße\ (m)^2}$$

Beispiel: Wenn Sie 1,70 Meter groß sind und 65 Kilo wiegen, beträgt Ihr BMI 22,5; denn $65 : (1{,}70 \times 1{,}70) = 22{,}5$. Mit einem BMI zwischen 19 und 25 ist Ihr Gewicht normal. Mit einem BMI unter 19 besteht Untergewicht, über 25 leichtes und über 30 deutliches Übergewicht.

Die Psyche – vorübergehend instabil

Körper und Psyche wirken zusammen – das lehrt nicht nur die Psychosomatik, sondern vor allem die Alltagserfahrung. Frauen im Wechsel geht es wirklich manchmal ähnlich wie jungen Mädchen in der Pubertät: erst strahlend selbstbewusst, dann schnell überlastet, gereizt, labil und verunsichert. Aber die seelischen Belastungen sind nicht so groß, wie kursierende Vorurteile glauben machen wollen: Es kommt in den Wechseljahren beispielsweise nicht häufiger zu krankhaften Depressionen als in jüngeren Jahren. Etwa zehn Prozent der Frauen sind davon betroffen.

TIPP
Gehen Sie möglichst täglich an die frische Luft, tanken Sie Sauerstoff und Sonnenlicht. Nutzen Sie jede Gelegenheit zur Regeneration.

Hormonspiegel und Stimmungschwankungen

Doch was macht Frauen im Wechsel so anfällig für Stimmungsschwankungen? Es sind wieder einmal die Östrogene, die wegen ihrer engen Vernetzung mit den Stresshormonen und Botenstoffen des Nervensystems Einfluss auf das Gefühlsleben nehmen können. Sie haben eine zwar schwache, aber dennoch nachweisbar stimmungshebende (euphorisierende) Wirkung. Schwankungen der Hormonspiegel lösen über diesen Zusammenhang die Stimmungswechsel aus. Umgekehrt haben Stress, Müdigkeit, Kopfschmerzen und körperliche Krankheiten ihrerseits einen destabilisierenden Einfluss auf den Östrogenhaushalt.

Auslöser: Stress, Angst und Enttäuschung

Es besteht gewiss kein Grund zur Sorge – doch mit seelischen Durchhängern sollten Sie im Wechsel vorsichtshalber rechnen, um gegebenenfalls leichter darauf reagieren zu können.

> Familiärer und beruflicher Stress, Probleme in der Partnerschaft oder ganz allgemein die Um- und Einstellung auf die neue Lebensphase können in den Wechseljahren unter Umständen zu einer Belastung werden.

> Auch Ängste können aufs Gemüt schlagen: Bedenken hinsichtlich der Ausbildung der Kinder, Trennungsangst, Angst um den Arbeitsplatz, die bange Frage nach der eigenen Attraktivität, Konkurrenz mit Jüngeren, Angst vor Krankheit und Gebrechlichkeit im Alter.

> Vielleicht machen Ihnen Enttäuschungen zu schaffen: Ihr Partner, die Familie und Freunde sind Ihnen in der Zeit Ihrer seelischen Wechselbäder keine allzu große Stütze. Das mag daran liegen, dass manchen Ihrer Mitmenschen das Verständnis für Ihre besondere Lage fehlt. Oder daran, dass Sie Einfühlung erwarten, die andere nicht in entsprechendem Ausmaß geben können.

Gute Gespräche helfen

Suchen Sie in jedem Fall ein offenes Gespräch. Das hilft sowohl Ihnen als auch den Menschen in Ihrer nächsten Umgebung, mit der Situation besser fertig zu werden. Gesprächspartner kann zum Beispiel Ihr Lebenspartner/Ihre Lebenspartnerin oder eine andere vertraute Person sein. Allerdings fühlen sich viele Männer vom Thema Altern generell schnell überfordert und tun sich schwer damit. Ohnehin sind eher wenige fähig, sich in die Lage ihrer Partnerin einzufühlen – und die Wechseljahre sind nicht gerade einfach. Erstaunlich viele sind auch schlicht ungeübt und manchmal unwillig, sich mit Gefühlen (den eigenen und denen der Partnerin) ernsthaft zu beschäftigen. Zu oft haben Frauen sich emotional auf sich selbst verlassen, als dass manche Männer sich vorstellen könnten, ihre Frauen bräuchten tatsächlich die emotionale Stütze, die sie ihnen eigentlich geben könnten. Und auch deswegen suchen Frauen Hilfe selten bei Männern.

Dagegen ist für manche Frauen die Mutter eine gute Ansprechpartnerin. Bei einer innigen und vertrauensvollen Tochter-Mutter-Beziehung scheint das sogar naheliegend. Schließlich hat auch die Mutter einmal Wechseljahre hinter sich gebracht. Für viele wird jedoch eine gute Freundin in der gleichen Situation die beste Wahl sein, die ebenfalls weiß, wovon Sie sprechen. Falls Ihnen in Ihrem näheren Umfeld jedoch niemand geeignet erscheint oder Sie mehr Distanz zu einem Gesprächspartner vorziehen, könnten Sie Anschluss an eine Selbsthilfegruppe (Seite 72) suchen oder bei hartnäckigen Stimmungsschwankungen eventuell eine Gesprächstherapie (Seite 82) in Erwägung ziehen. Oft reichen schon wenige Gespräche, um die eigene Situation mit anderen Augen zu sehen und sich seelisch wieder zu stabilisieren.

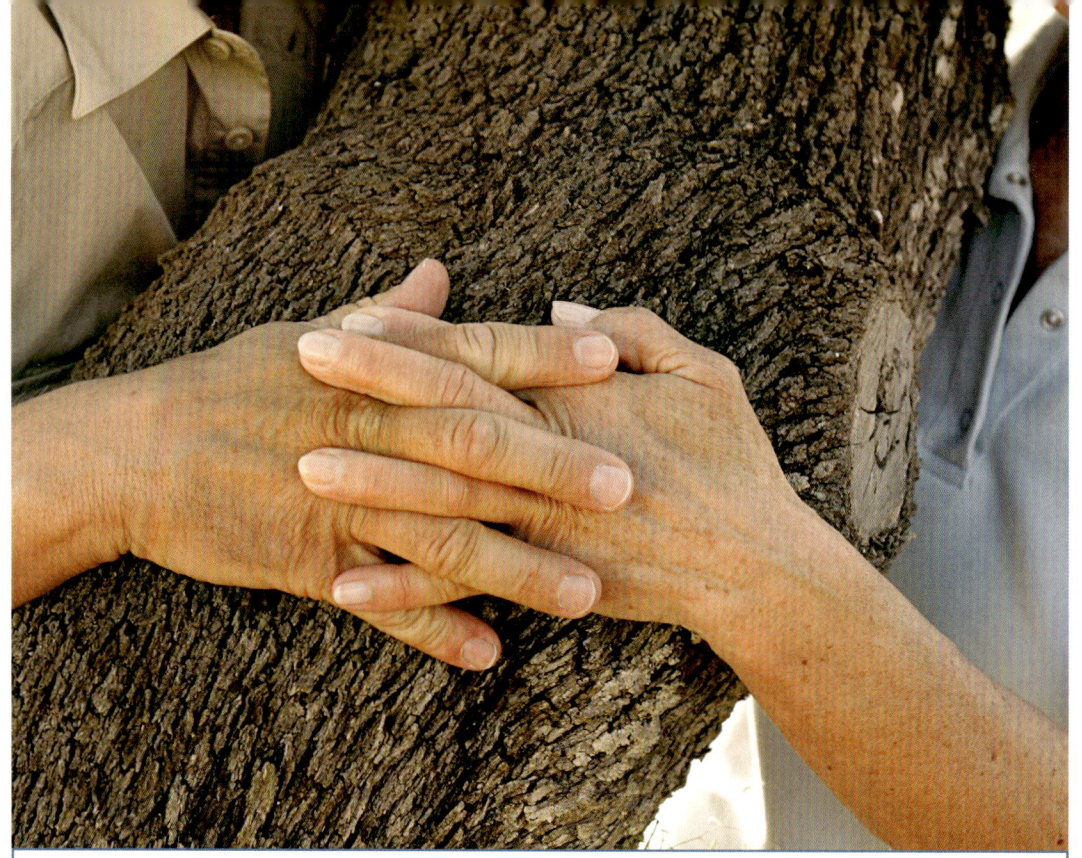

Kraftquelle Lust und Liebe

Lust und Liebe sind wichtige Kraftquellen in jedem Lebensalter. Für viele Frauen ist die Zeit nach der Menopause sexuell eine Zeit der Befreiung, der sie sich mit dem Wissen der Jahre erotischer Erfahrung hingeben. Wem diese Seite neu ist, dem steht vielleicht noch das überkommene Vorurteil im Weg, die Lust nur aus dem althergebrachten männlichen Blickwinkel in Verbindung mit Jugendlichkeit sehen zu dürfen. Zum Glück hat sich das Bewusstsein vieler Frauen und Männer diesbezüglich geändert.

Sex: ein Thema in jedem Alter

Die Einstellung zur Sexualität und was jede Frau daraus macht, hängt in hohem Maße von der eigenen Haltung ab. Dabei spielt es eine große Rolle, was Sie von sich selbst denken, wie Ihr Selbstwertgefühl und Ihr Selbstbewusstsein aussehen – und wie dies mit der Haltung Ihres Partners zusammenpasst. Wer in jungen Jahren Freude am phantasievollen erotischen Spiel entwickelt, wird auch später die Sexualität mehr als umfassendes geistig-körperliches Vergnügen verstehen denn als ausschließlich geschlechtliche Befriedigung. Wie es einmal ein Sexologe formulierte: »Unser wichtigstes Sexualorgan ist das Gehirn!« Und das öffnet ein weites Feld an persönlichen Möglichkeiten. Lebenserfahrung gepaart mit Neugierde und Lust am Spiel sind die Säulen für ein beglückendes Sexualleben. Und Lust erschöpft sich nicht allein im Sex. Zärtlichkeiten, Aufmerksamkeit füreinander im Alltag und intensive Zuwendung sind vielen Paaren letztlich wesentlich wichtiger. Gewiss, vor Langeweile ist niemand und nichts gefeit, schon gar nicht die Liebe. Manchen Paaren wird bezeichnenderweise erst bewusst, welcher Trott sich zwischen ihnen eingeschlichen hat, wenn sie sich wieder als Paar erleben. Sind die Kinder aus dem Haus, bleibt plötzlich viel mehr Zeit füreinander – zum Erstaunen und manchmal gar zum Schrecken mancher Partner. Doch das kann auch ein heilsames Erwachen bedeuten: eine Chance, sich wieder neu kennen zu lernen.

SEX IST KEIN TABU
Die Wissenschaft hat Erstaunliches festgestellt: Etwa 88 Prozent der Frauen im 50. Lebensjahr, die in einer festen Partnerschaft leben, haben einmal pro Woche Sex. Das ist im Durchschnitt sogar etwas häufiger als bei Paaren, die 20 Jahre jünger und offensichtlich mit Beruf und Familie ausgelastet sind.

Wenn das Verlangen nachlässt

Probleme beim Sex beziehen Frauen leider viel zu häufig allein auf sich. Dabei können ganz unterschiedliche Gründe vorliegen:

> Manchmal kommt der Partner mit den Jahren immer langsamer »in Fahrt« – was übrigens völlig normal ist. Bei vielen Männern jenseits der 50 dauert es bis zu zwölf Stunden, bis nach dem Sex eine erneute Erektion möglich ist. Das kann für einen Mann sehr kränkend sein, vor allem wenn er sich einer sexuell sehr aktiven und begehrenden Frau gegenüber sieht. Manche Frauen ziehen sich dann aus übertriebener Rücksichtnahme zurück, um ihren Partner wegen der vermeintlichen

»Schwäche« zu schonen. Doch auch die Frau kann ins Zweifeln kommen, ob sie noch attraktiv genug ist und der Partner sie noch begehrt. Dabei hat sein Zurückziehen gar nichts mit ihr zu tun. Vor allem Paare, bei denen es in der Sexualität immer perfekt funktionieren musste, können langfristig Schwierigkeiten miteinander bekommen, wenn sie den Weg zur Aussprache nicht finden. Um sich nicht noch mehr unter Zugzwang zu setzen oder zu fühlen, ist von beiden Partnern absolute Offenheit und großes Einfühlungsvermögen gefordert.

> Manchen Frauen verursacht der Vaginalverkehr jenseits der Wechseljahre Beschwerden. Dicke, Feuchtigkeit und Durchblutung der Scheidenschleimhaut sind östrogenabhängig: Sinken die Östrogene stark ab, kann die Scheidenschleimhaut dünn werden und ist leichter verletzlich.

> Auch Überanstrengung, chronische Überarbeitung und depressive Niedergeschlagenheit können Probleme beim Sex verursachen – bei beiden Partnern. Das allerdings hat mit dem Alter oder der Qualität der Beziehung nichts zu tun.

> Ebenso können Medikamente und Drogen die Lust abstumpfen, zum Beispiel zu hoch dosierte Östrogene, blutdrucksenkende Mittel, Antidepressiva, Beruhigungs-, Schmerz- und Aufputschmittel, Alkohol, Nikotin und Koffein. Besprechen Sie dies mit Ihrem Arzt oder Ihrer Ärztin.

> Regelmäßiger Sex oder Masturbation etwa einmal wöchentlich erhalten die Elastizität und fördern die Feuchtigkeitsproduktion der Scheide.

> Auch regelmäßiges Beckenbodentraining kräftigt und strafft die Scheide und fördert Ihr sinnliches Vergnügen (ab Seite 52).

Männer in den Wechseljahren

Die sichtbaren Alterserscheinungen treffen Männer nicht viel anders als Frauen. Männer neigen jedoch eher dazu, ihre Falten und den unübersehbaren Haarausfall als Zeichen von Reife zu deuten und die fülliger werdenden Formen damit zu entschuldigen, dass ihnen der Beruf keine Zeit zum Sport lässt. Manche versuchen auch, die Anzeichen des Älterwerdens zu kaschieren.

Abenteuerreisen, junge Mitarbeiterinnen oder Freundinnen, ein sportliches Auto, Selbstfindungsseminare, eine neue Ehe und ein Kind als Beweis der Manneskraft sollen über die Enttäuschung hinweghelfen, nicht auf immer stark und potent sein zu können. Organisch verändert sich bei Männern zwischen 40 und 60 ähnlich viel wie bei Frauen. Mit einem Unterschied: Ihre Fruchtbarkeit bleibt bis in die 70 oder noch länger erhalten. Die Potenz und die Lust auf Sex dagegen lassen schon nach dem 30. Geburtstag allmählich nach, also in der Regel viel früher als bei Frauen. Für manchen Mann wirkt das wie ein »Schlag unter die Gürtellinie«. Doch die Wissenschaft liefert den Beweis: Mit 20 denken Männer noch jede halbe Stunde an Sex, mit 30 noch etwa alle zwei Stunden und ab 40 tagelang an ganz andere Dinge …

Veränderungen annehmen

Ursache der Andropause, wie die männlichen Wechseljahre genannt werden, ist die nachlassende Produktion von Testosteron, DHEA (ab Seite 111) und dem Wachstumshormon. Diese Hormone sorgen – ähnlich wie die Östrogene – für Vitalität, Muskelkraft, Lustgefühle und allgemeine körperliche und seelische Spannkraft. Untersuchungen haben jedoch ergeben, dass eine Hormontherapie beim Mann meistens unsinnig und mit einem hohen Risiko für Nebenwirkungen behaftet ist. Für Männer gilt im Grunde Ähnliches wie für Frauen. Das Wichtigste ist, sich der Tatsache zu stellen, dass niemand dem Altern entkommen kann. Diese Einsicht erlaubt, sich befreit und ohne falsche Erwartungshaltung der Gestaltung der reifen Lebensjahre zu widmen. Regelmäßige Bewegung, gesunde Ernährung, ausgewogene Entspannungsphasen und sinnvolle Stressbewältigung sind für Männer also ebenso wichtig wie für Frauen.

GU-ERFOLGSTIPP

ALTE VORZÜGE NEU FINDEN

Viele Menschen kennen nur die Erfahrung, dass die Lust am größten ist, solange eine ungestüme Verliebtheit vorhanden ist. Doch mit der Zeit verfliegt die »Leichtigkeit des Seins«, und es wird wichtig, gemeinsam nach einer tieferen Ebene der Lust Ausschau zu halten. Manche Paare finden sie nie wirklich, entfremden sich und führen jahrelang eine unbefriedigende Beziehung. Nutzen Sie die Wechseljahre, um Ihre Partnerschaft aufzufrischen. Verabschieden Sie sich von dem überholten Glaubenssatz, dass das Thema Sex für Frauen spätestens ab dem Klimakterium erledigt sei. Doch zwingen Sie sich auch nicht zu forcierter Jugendlichkeit!

Frischer Wind oder steife Brise?

In den Wechseljahren sind in vielen Partnerschaften Veränderungen zu beobachten. Im günstigsten Fall bedeutet das – wie schon erwähnt – sich nach Jahren der routinemäßigen Alltagsabläufe wieder aufeinander zu besinnen und sich neu kennenzulernen. Dabei sollten Sie nicht vergessen: Sie sind (glücklicherweise!) kein junges Mädchen mehr, und auch Ihr Partner hat sich im Lauf der Zeit verändert. Die allermeisten Möglichkeiten, ein erfüllendes Leben gemeinsam zu gestalten, stehen Ihnen nach wie vor offen: vergnügliche und interessante Unternehmungen, zärtliche Stunden, intime Gespräche, Eifersucht und Meinungsverschiedenheiten, knisternde Neugier und Überraschungen, spannende Zukunftspläne – alles gepaart mit einem achtsamen und rücksichtsvollen Umgang miteinander.

Mann und Frau gemeinsam im Wechsel

Für gleichaltrige Paare kommt es manchmal zu einer unerwarteten Doppelbelastung, wenn die Wechseljahre bei beiden mehr oder weniger zeitgleich einsetzen, auch wenn sie sich nicht unbedingt in gleicher Weise äußern. Frauen, die unter Stimmungsschwankungen leiden, können diese – vor allem wenn sie unter sich sind – noch häufig mit liebevoller Nachsicht auffangen. Männer jedoch haben nicht selten Schwierigkeiten, sich ihre Probleme in der Lebensmitte überhaupt erst einzugestehen. Vor allem dann, wenn sie sich auch in jüngeren Jahren wenig oder gar nicht über ihre Gefühle geäußert haben. Läuft dann in der Partnerschaft etwas schief, geben sie womöglich der Partnerin die Schuld an der eigenen schlechten Laune, an Stress und Lustlosigkeit. Dabei können sie äußerst »ideenreich« sein. Frauen, die sich gegen solche Vorwürfe nicht abgrenzen können, haben oft ein schlechtes Gewissen und führen alle Probleme schuldbewusst auf sich zurück. Lassen Sie sich nichts einreden – Kritik ist okay, solange sie konstruktiv ist. Und zu Unstimmigkeiten gehören immer zwei!

ZU ZWEIT EINSAM?

Trennungen, Scheidungen und neue Beziehungen sind auch in dieser Lebensphase möglich. Frauen entschließen sich immer öfter, den Schritt in ein eigenständiges Leben zu wagen, wenn ihre Liebe durch den Familienalltag aufgezehrt wurde und nicht mehr zu erwecken ist.

Sicher verhüten

Das Statische Bundesamt hat Zahlen veröffentlicht, wonach Geburten bei 40- bis 44-jährigen Frauen seit dem Jahr 2000 stetig ansteigen, allerdings nicht immer geplant. Nach dem Motto »in meinem Alter wird man nicht mehr schwanger« stellen Frauen um den Wechsel bei Müdigkeit und Mattigkeit beispielsweise schon mal eine falsche Selbstdiagnose. Beschwerden werden nicht richtig gedeutet und den vermeintlichen Wechseljahren zugeordnet. Deshalb bleibt Verhütung bis zur Menopause ein ausgesprochen wichtiges Thema.

Kondom und Diaphragma

Wichtige Verhütungsmittel sind für den Mann das Kondom und für die Frau das Diaphragma. Letzteres ist ein wiederverwendbarer Gummiring mit einer darüber gespannten Latex- oder Silikonhaut. Diese Haut deckt den Muttermund ab, damit keine Spermien zur Eizelle vordringen können. Nach dem Verkehr muss das Diaphragma noch zwölf Stunden im Körper liegen bleiben.

Die Spirale

Die Spirale (Intrauterinpessar) ist in den Wechseljahren am meisten zu empfehlen. Sie besteht aus einem gebogenen Kunststoffstäbchen oder -ring und ist teilweise mit Kupferdraht umwickelt. Sie verhindert das Einnisten einer befruchteten Eizelle, das Kupfer hemmt die Beweglichkeit der Spermien. Die Spirale wird ambulant bei einer frauenärztlichen Untersuchung eingelegt und kann problemlos bis zu fünf Jahre in der Gebärmutter liegen, in den Wechseljahren sogar länger.

Die Pille

Wenn Sie die Pille einnehmen möchten, müssen Sie die Gegenanzeigen auf dem Beipackzettel noch genauer beachten als in jüngeren Jahren, weil die Risiken altersbedingt höher sind. Bei Bluthochdruck, Thrombose, Gerinnungsstörungen, starken Krampfadern, Leberschäden und anderen Leberkrankheiten oder als Raucherin sollten Sie auf eine hormonelle Verhütung ohnehin verzichten.

Die Sterilisation

Eine Sterilisation beim Mann ist einfacher, weniger gefährlich und billiger als bei der Frau. Sie kann ambulant beim Urologen vorgenommen werden und beeinflusst die Potenz nicht nachteilig.

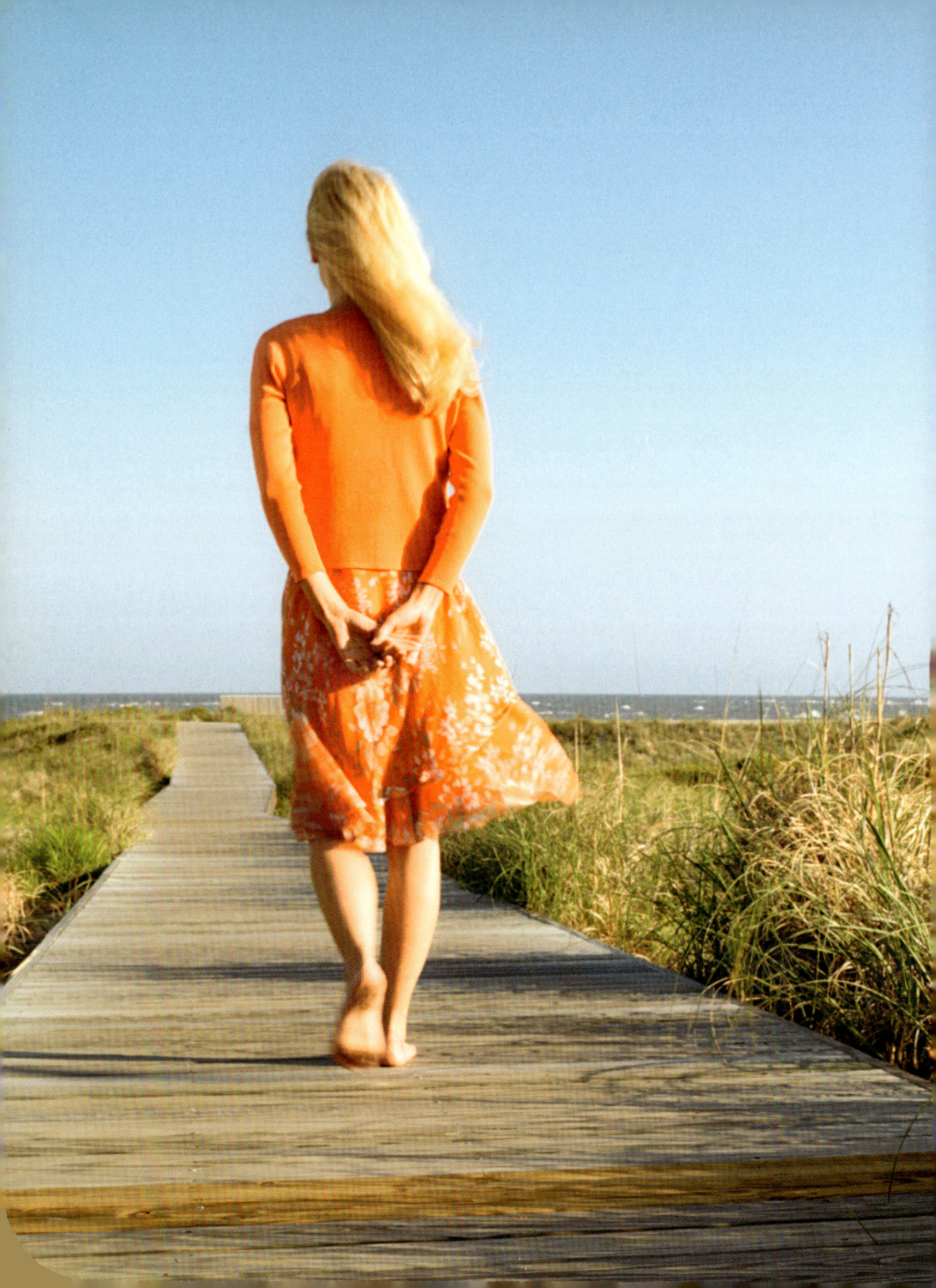

STEIGERN SIE IHR KÖRPER-LICHES WOHLBEFINDEN

Um sich rundum wohl zu fühlen, können Sie eine Menge tun: Bewegung, richtige Ernährung und gezielte Entspannung stabilisieren Ihr Selbstbewusstsein.

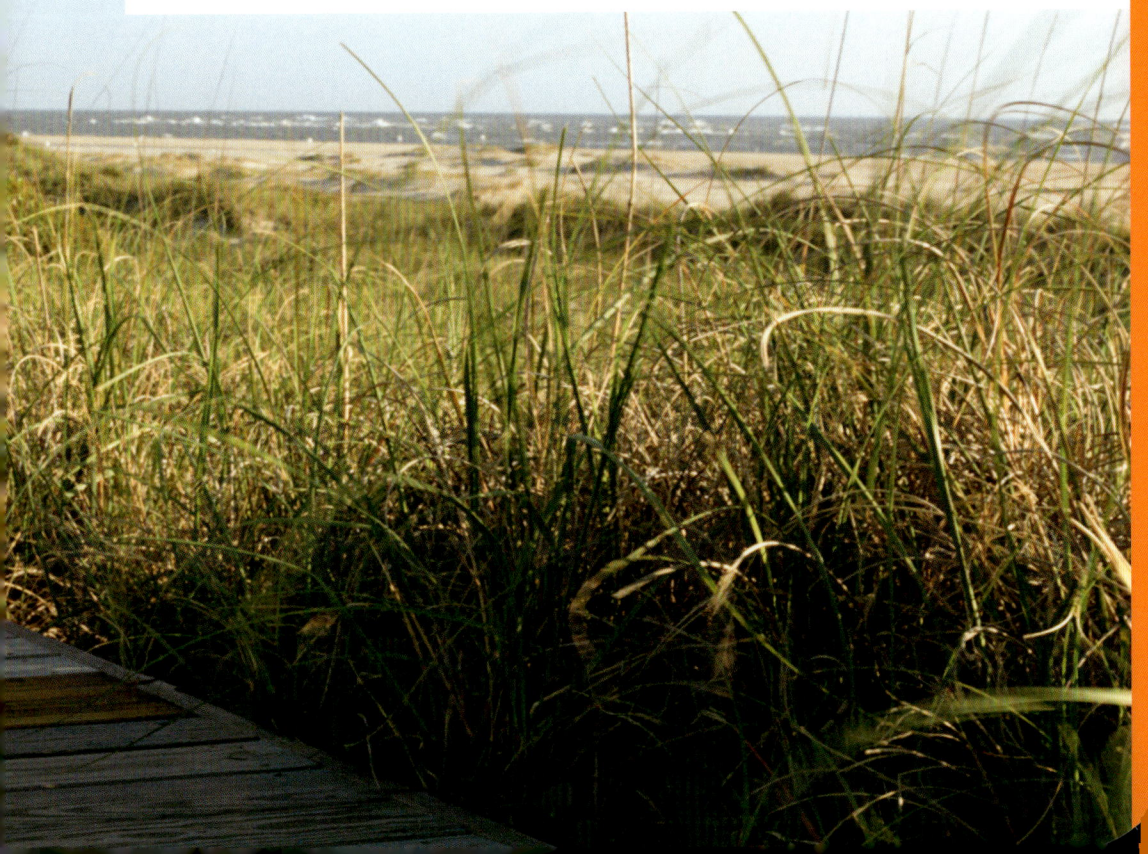

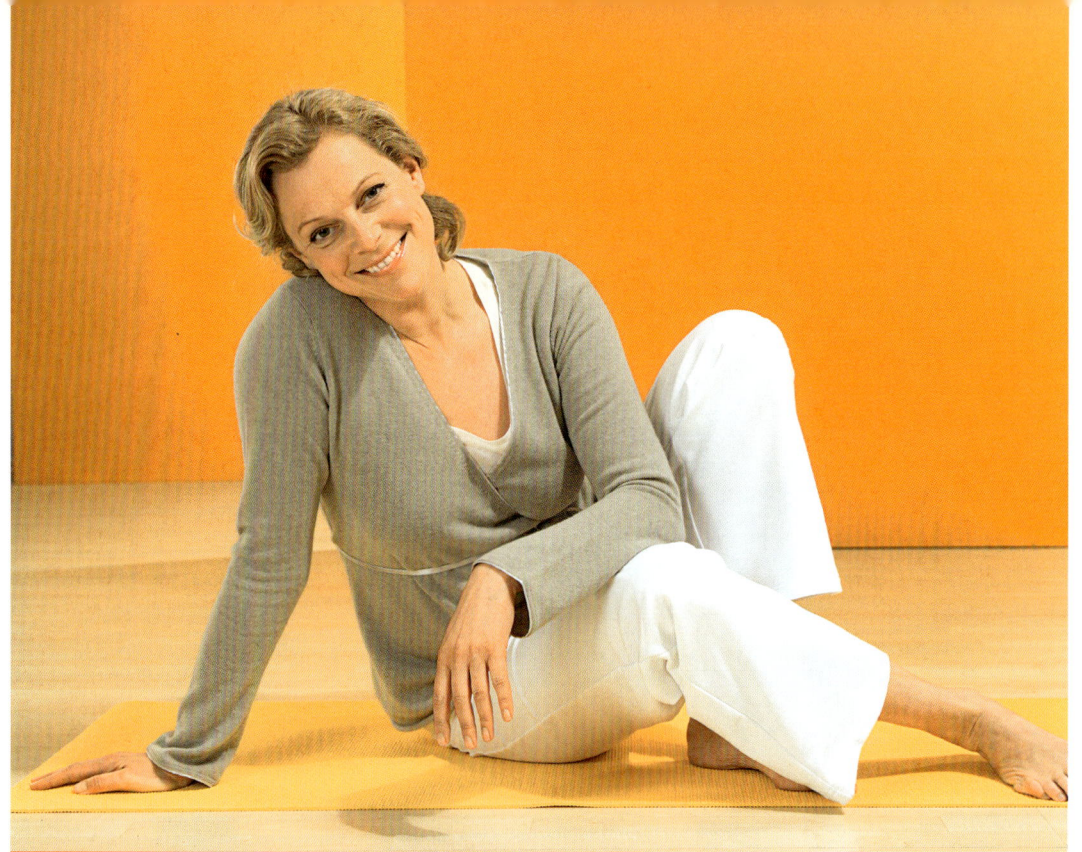

Bleiben Sie in Bewegung!

Es stimmt: Körperliche Aktivität ist das A und O für ein ausgeglichenes Leben! Mit einem gesunden Quantum an Bewegung läuft einfach alles besser. Die Stimmung steigt, und Sie fühlen sich wohler. Das wiederum stärkt Ihr Selbstbewusstsein. Außerdem wirkt sich Bewegung günstig auf die Figur aus und obendrein sorgt sie für einen erholsamen Schlaf. Durch ein »bewegtes« Leben gewinnen Sie an Ausstrahlung und Selbstwertgefühl. Also: Kommen Sie in Schwung!

Bewegung hält jung

Sportwissenschaft, Anti-Aging-Forschung und Psychologie haben sich in den letzten Jahren intensiv mit dem Thema befasst und die Erkenntnis bestätigt: Der einzige, aber auch ein wirkungsvoller Weg, sich körperlich jung zu halten, ist regelmäßige Bewegung. Gesundheitssport, ab dem mittleren Alter um die 40 kontinuierlich betrieben, verlängert messbar die Lebenszeit und senkt das biologische Alter um bis zu zehn Jahre! Gesundheit und Leistungsfähigkeit sind untrennbar mit der Qualität der Muskelarbeit und der Geistestätigkeit verknüpft. Körperliche Bewegung ist eine Art Motor für alle Stoffwechselaufgaben, für Wachstum und für die Gesunderhaltung der Organe und des Immunsystems. Und geistige Tätigkeit regt sowohl die Verknüpfungen und Zusammenarbeit der Nervenzellen als auch die Bildung von Überträgerstoffen und Hormonen an. Idealerweise ergänzen sich körperliche und geistige Beweglichkeit.

Der gesamte Organismus profitiert

Die Sportwissenschaft fasst in dürre Worte, was jeder als so wohltuend empfindet: Regelmäßige Bewegung stärkt Muskelkraft und Ausdauer und erhält die körperliche Koordinationsfähigkeit. Besonders bedeutsam für die Wechseljahre ist, dass Muskeltätigkeit auf die Knochen anregend wirkt und somit auch Osteoporose verhindern kann (ab Seite 98).

Regelmäßige Bewegung reguliert außerdem auf natürliche Weise den Grundumsatz des Stoffwechsels und den Appetit – somit auch Ihr Gewicht. Auch die Verdauungstätigkeit wird durch körperliche Aktivität angeregt. Wenn man sich dagegen nicht ausreichend bewegt, kommt der Stoffwechsel aus dem Rhythmus. Denn die Muskelarbeit ist der Hauptverbraucher von Energie im Organismus. Essen Sie dazu noch ähnlich große Portionen wie zuvor, werden Sie schnell zu viel Speck ansetzen. Das wiederum macht noch träger, und die Spirale der typischen Zivilisationskrankheiten wird zwangsläufig in Gang gesetzt: Übergewicht, Verstopfung, Diabetes, Bluthochdruck, Herz-Kreislauf-Erkrankungen und Arthrose sind die belastenden Folgen.

TIPP

Bewegung schafft Ausgleich! Sie kräftigt nicht nur den Körper, vertreibt Hitzewallungen und Schlaflosigkeit, sondern hebt auch die Laune, denn sie steigert die Produktion der Glückshormone (Endorphine).

Die Stimmung steigt

Längst ist wissenschaftlich erwiesen, dass täglich 30 Minuten Bewegung – es muss nicht unbedingt Sport sein – im Tageslicht und an der frischen Luft den Haushalt der Anti-Depressions-Hormone, zum Beispiel das Serotonin, stabilisiert. Dadurch bleibt die Stimmung selbst in den Wogen der Wechseljahre stabil. Durch diese einfache Maßnahme können Sie sogar leichteren depressiven Schüben vorbeugen! Vielleicht kennen Sie auch das angenehme Gefühl, nach dem Sport durchwärmt und gesund ermattet in die Wanne zu sinken oder sich unter der Dusche zu erfrischen – und danach auch geistig voll motiviert zu neuen Taten zu schreiten.

Bewegt durch den Alltag

Treten Sie hinter dem Ofen hervor und in einen bewegten Alltag hinein! Wo immer Sie können, sollten Sie sich selbst bewegen, anstatt sich bewegen zu lassen. Bevor Sie sich das nächste Mal ins Auto schwingen, überlegen Sie, ob Sie die vorgesehene Strecke nicht auch zu Fuß oder per Rad bewältigen können. Und dann nehmen Sie die Treppe statt den Aufzug. Wenn Sie viel im Sitzen

GU-ERFOLGSTIPP   RICHTIG STEHEN – RICHTIG GEHEN

> **Wie stehen Sie?**
Do: Mit beiden Füßen in gutem Kontakt zum Boden, den Schwerpunkt in der Beckenmitte spüren, dabei mit leicht gespannter Bauch- und Lendenmuskulatur das Becken mittig halten und aus dieser Mitte heraus aufrecht stehen. In dieser Position senken sich die Schultern entspannt von allein.
Don't: Hohlkreuz, Rundrücken, hochgezogene Schultern, schiefe Hüfte und einseitige Gewichtsbelastung.

> **Wie gehen Sie?**
Do: In relativ flachen Schuhen mit kleinem Absatz auf weich-flexiblen Sohlen bewusst und sacht gehen. Der Oberkörper wird aus der Beckenmitte getragen. Sie treten mit der Ferse auf und rollen den Fuß ab. So schonen Sie langfristig auch Knie- und Hüftgelenke.
Don't: Aus den Knien heraus, die Fersen auf den Boden prallend, schlurfend, vorwiegend auf den Ballen auftretend oder mit schaukelnden Hüften.

arbeiten, gönnen Sie sich immer wieder kleine Pausen, um aufzustehen und umherzugehen – wenn es irgendwie geht, auch kurz im Freien, zumindest während der Mittagspause. Ihren Arbeitsplatz sollten Sie so einrichten, dass Sie aufstehen müssen, um Akten und andere Unterlagen zu holen. Das aktiviert und stabilisiert die Muskulatur, beugt Thrombosen und Hämorrhoiden vor und regt die Gehirndurchblutung an. Sehen Sie sich um: Beruf, Haushalt und Freizeit bieten bestimmt noch reichlich Möglichkeiten zu bewegten Aktionen.

Jedoch ist es mit Bewegung allein nicht getan. Achten Sie auch auf Ihre Körperhaltung. Auf das »Wie« kommt es an. Beobachten Sie sich und vergleichen Sie Ihr eigenes Ergebnis mit dem GU-Erfolgstipp auf der linken Seite.

Basics für den Sport

Gerade im Freizeitsport gibt es unzählige Möglichkeiten, aktiv zu werden, und immer neue Sportarten regen zum Ausprobieren an. Doch nicht jede Sportart ist für jeden gleich gut geeignet. Ihr Sport sollte zu Ihrem persönlichen Bewegungstyp und Ihren Vorlieben passen. Unterschiedliche Sportarten stellen verschiedene Anforderungen, doch die folgenden Grundregeln gelten nach den Erkenntnissen der Sportwissenschaft für alle Disziplinen. Wer diese einmal verinnerlicht hat, kann eigentlich keine Fehler mehr machen – außer wenn es um spezielle Techniken geht, die man erst korrekt lernen muss. Um Schäden zu vermeiden (beispielsweise durch falsche Belastung) und um von Anfang an den größtmöglichen Nutzen zu haben, sollten Sie bei Unsicherheit einen Sporttrainer zu Rate ziehen. Später reicht es vielleicht, wenn Sie anhand von entsprechenden Büchern Ihre Technik ab und zu überprüfen und gegebenenfalls korrigieren.

Wenn Sie Sportneuling sind oder sich nach einer längeren Pause erneut sportlich betätigen wollen, sollten Sie vorab überlegen, was Sie mit Ihrem Training erreichen möchten:

> Soll der Sport Kondition bringen, die Muskelkraft stärken, die Figur verbessern, Ausgeglichenheit fördern oder vor allem up to date sein?

TIPP

Sportvereine und Fitnessstudios kennen die Unsicherheit von Einsteigern und bieten deshalb oft Schnupperkurse an. Experten vor Ort beraten Sie gern, wenn Sie Ihre Ziele nennen.

> Brauchen Sie andere, die mitmachen und Sie motivieren? Oder möchten Sie Ihre Grenzen allein austesten?
> Möchten Sie in gemischten Gruppen trainieren oder ausschließlich mit Frauen?
> Spielt das Alter Ihrer Sportsfreundinnen eine Rolle?
> Wollen Sie in der Halle bleiben oder beim Training auch frische Luft schnuppern?
> Darf Ihr Sport etwas kosten oder sollte er eher preiswert sein?

Wenn Sie dagegen zu den geübten Sportlerinnen gehören, stehen andere Überlegungen an:

> Brauchen Sie vorübergehend einen persönlichen Trainer?
> Sollen Kondition, Ausdauer und Kraft nur zum eigenen Vergnügen oder gar für den Wettkampf gefördert werden?

Grundsätzlich gilt: Wählen Sie eine Sportart, die Sie interessiert und Ihnen Freude macht. Sonst werden Sie nicht lang dabeibleiben – und damit ist alles Training (fast) umsonst.

Der ärztliche Check-up davor

Auch wenn die Wechseljahre an sich kein Gesundheitsrisiko darstellen, sollten Sie sich vorsorglich vom Hausarzt oder Internisten untersuchen lassen, bevor Sie mit dem Training beginnen. Das gilt vor allem, wenn Sie bisher nicht sportlich aktiv waren. Lassen Sie sich eine geeignete Sportart empfehlen. Wenn Sie am sogenannten Metabolischen Syndrom – der äußerst ungesunden Kombination von Bluthochdruck, schlechten Blutfettwerten, Übergewicht und Diabetes – oder an Asthma, Gelenkbeschwerden oder chronischen Schmerzen leiden, kommen Sie um eine medizinische Kontrolle ohnehin nicht herum. Gerade dann ist eine zusätzliche Beratung beim Sportmediziner Gold wert. Denn manche Leiden lassen sich neben oder gar anstelle einer medikamentösen Behandlung sehr gut mit einem geregelten Sporttraining in den Griff bekommen, beispielsweise ein erhöhter Blutdruck. Der Sportmediziner kann, Ihrer körperlichen Fitness entsprechend, einen Trainings- und Ernährungsplan für Sie entwerfen und Ihren Einstieg in den Sport gesundheitlich überwachen. Auf ungezieltes Herumprobieren sollten Sie auf jeden Fall verzichten.

Trainieren Sie mäßig, aber regelmäßig

Wichtig ist, dass Sie regelmäßig Sport treiben. Trainieren Sie zwei- bis dreimal wöchentlich und gehen Sie dabei durchaus bis an die Grenzen Ihrer Ausdauer! Seltene Intensivbelastungen dagegen sind nutzlos, weil Sie damit keinen dauerhaften Trainingseffekt erzielen. Im Gegenteil, Sie laugen sich nur aus. Menschen, die zur Bequemlichkeit neigen – und das sind die meisten –, fällt es oftmals leichter, wenn sie mit anderen zusammen trainieren. Das hält sie dauerhaft bei der Stange und macht obendrein viel mehr Spaß.

Heute empfehlen Sportmediziner allen Altersgruppen das Training unter Pulskontrolle, um Überanstrengung zu vermeiden und den optimalen Trainingsbereich auszuloten. Eine Pulsuhr zeigt zuverlässig an, ob man mit der richtigen Pulsfrequenz trainiert, und warnt durch Piepsignale vor Überlastung. Je nach Tragekomfort müssen Sie für die Uhr etwa 50 Euro investieren.

Vor und nach dem Training

Egal, welche sportliche Übung Sie sich vorgenommen haben: Wärmen Sie sich jedes Mal vorher rund zehn Minuten auf. Anschließend machen Sie ein paar Lockerungs- und Dehnungsübungen. Dadurch werden Ihre Muskeln flexibler und leistungsfähiger. Angenehmer Nebeneffekt: Auf diese Weise können Sie gleichzeitig einem Muskelkater vorbeugen, der als Folge mikrofeiner Überdehnungen und Risse in den Fasern der Muskulatur schmerzhafte Entzündungen auslöst.

Nach dem Training sollten Sie etwa zehn Minuten dehnen. Eine reife und daher leicht verdauliche Banane gibt die verbrauchten Mineralien und einen Teil der Energie schnell zurück – den Wasserverlust ersetzt ein Liter Mineralwasser.

Kein Luxus: das richtige Outfit

Was im Alltag manchmal auf bloßer Eitelkeit beruht, ist beim Sport eine wirklich wichtige Frage: die passende Bekleidung. Sie schützt Ihre Gelenke, wärmt die Muskulatur und baut Erkältungen vor – übrigens auch im Sommer.

FRAUEN UNTER SICH
Wenn Sie sich scheuen, in ein gemischtes Fitnessstudio zu gehen, wenden Sie sich an eines der zahlreichen Frauenstudios! Hier bleiben Sie unbehelligt vom Stress einer verkappten Partnerbörse, und das Training ist auf die spezifischen Bedürfnisse von Frauen auch in reiferen Jahren abgestimmt.

Gute Sportschuhe

Vor allem auf die richtigen Schuhe kommt es an. Je nach Bewegungsablauf müssen die Beine und Füße ein Mehrfaches Ihres Körpergewichts tragen, stützen und abfangen können. Dabei helfen ihnen Geleinlagen und Stützkonstruktionen moderner Sportschuhe, die heutzutage wahre architektonische Wunderwerke sind. Am Schuh zu sparen nützt nichts – weder Ihrer Gesundheit noch langfristig der Geldbörse. Kaufen Sie Sportschuhe unbedingt im Fachhandel; dort werden Sie ausführlich beraten und können einen Laufbandtest machen.

Wetterfeste Kleidung

Die Kleidung sollten Sie nach dem Zwiebelschalenprinzip zusammenstellen und sommers wie winters stets mehrere Lagen übereinander tragen. Achten Sie darauf, dass die Kleidung passgenau sitzt, dass sie weder einengt noch flattert. So können Sie sich optimal Ihrer Umgebungstemperatur anpassen und je nachdem, wie stark Sie ins Schwitzen geraten, immer wieder eine Schicht ablegen oder wieder anziehen. Halten Sie insbesondere Kopf, Hals und Hände warm, wenn Sie im Freien Sport treiben.

Kondition aufbauen mit Ausdauersport

Kondition ist die Fähigkeit, eine körperliche Leistung mit Ausdauer, also über eine gewisse Zeit hinweg, zu erbringen. Für den Gesundheitssport gilt, dass Leistung, Ausdauer, Spaß und Fitness in einem ausgewogenen Verhältnis stehen sollten. Um aus Ihrer Wahlsportart nicht nur optimales Vergnügen, sondern auch einen gesundheitsfördernden Effekt zu ziehen, sollten Sie im aeroben Bereich trainieren. Das bedeutet, der Organismus sollte ein hinreichendes Quantum an Sauerstoff zur Verfügung haben und davon seine Energie beziehen können. Der Sauerstoffverbrauch der Zellen lässt sich nur indirekt erfassen.

Das Training im aeroben Bereich

Die Faustregel für das aerobe Training heißt beim Ausdauersport: Sie sollten plaudern können, ohne aus der Puste zu kommen.

Je besser Ihre Kondition im Laufe der Zeit wird, desto größer können die Belastungen sein, die Sie ohne Atemnot erbringen. Eine genauere Messmöglichkeit bietet die Pulsuhr (siehe Seite 37), die während des Sports anzeigt, ob Sie im aeroben Bereich trainieren. Gerade wenn Sie durch Sport auch ein paar Pfunde loswerden wollen, sollten Sie wissen: Überflüssiges Fett lässt sich nur mit regelmäßigem Training im aeroben Bereich verbrennen. Sie fühlen sich danach nicht ausgepowert, sondern frisch und behaglich müde. So verbinden Sie optimal das Angenehme mit dem Nützlichen. Wer sich dagegen zu schnell bewegt, verbraucht zu viel Sauerstoff, ohne die Fettreserven auch nur anzutasten. Nach dem Sport sind Sie daher nur matt und werden trotz aller Anstrengung nicht einmal schlanker.

TIPP

Etwa 30 Minuten Ausdauersport zwei- bis dreimal pro Woche hält nicht nur fit, sondern beugt zudem Krampfadern und Cellulite vor.

Der Biorhythmus gibt den Takt vor

Wenn Sie bei Ihrer Sportart im Takt mit dem Biorhythmus bleiben, erzielen Sie mit Ihrem Training die besten Ergebnisse und überanstrengen sich nicht. Am besten richten Sie sich nach diesem Ablauf, damit können Sie nichts falsch machen:

> **Zwischen 6 und 9 Uhr** sind die Muskeln noch bettschwer und etwas steif. Ideal geeignet zum Wachwerden, Aufwärmen und Anregen des Stoffwechsels sind Walken, Nordic-Walking, Joggen und Schwimmen.

> **Zwischen 9 und 13 Uhr** befinden Sie sich im ersten Leistungshoch des Tages. Nutzen Sie Fitnesstraining, Aerobic oder Stepp-Gymnastik, um dieses Hoch zu verstärken.

> **Zwischen 13 und 16 Uhr** schaltet der Organismus einen Gang zurück – ab 14 Uhr breitet sich die Müdigkeit des Mittagstiefs aus. Mit ruhiger Bewegung können Sie die Trägheit sanft vertreiben: Spazierengehen, Stretching oder Yoga.

> **Zwischen 16 und 20 Uhr** liegt das zweite Tageshoch. In anregenden, kraftvollen Sportarten sind Sie jetzt Spitze: Ballspiele, Ausdauersportarten, intensives Aerobic oder Fitnesstraining.

> **Nach 20 Uhr** sollten Sie den Tag geruhsam ausklingen lassen: Probieren Sie es einmal mit Meditation, Yoga, autogenem Training, einem Spaziergang oder Entspannungsübungen.

TIPP

Walken Sie besser in Jogging-Schuhen, denn diese sind gelenkschonender aufgebaut als die meisten Walking-Schuhe!

Walking

Nachdem vor Jahren Joggen zu einer regelrechten Trendsportart wurde, hat ihm inzwischen das Walking – ein schnelles Gehen bei verstärktem Arm- und Beineinsatz – den Rang abgelaufen, jedenfalls bei den über 40-Jährigen.

Die Technik für Einsteiger

> Walken heißt, möglichst flott zu gehen und dabei nicht ins Laufen zu verfallen.
> Mit raumgreifenden Schritten und Schwung sind Sie unterwegs. Dabei setzen Sie den Fuß mit der Ferse zuerst auf und rollen zu den Zehen hin ab. Drücken Sie dabei die Knie nicht durch, damit die Gelenke geschont werden.
> Um die rückenstärkende aufrechte Haltung beim Walken zu fördern, versuchen Sie als Anfängerin, bewusst den Bauch einzuziehen und die Schultern zu senken.
> Wenn Sie dann noch bei jedem Schritt mit den angewinkelten Armen gegengleich im Takt mitschwingen, sind Sie bald wie von selbst im technisch richtigen Walking-Schritt.

Steigerung gewünscht?

Walken ist ein sehr gutes Konditionstraining. Wenn Sie zusätzlich noch etwas für Ihre Oberarmmuskulatur, für Nacken und Schultern tun wollen, beschweren Sie die Arme mit speziellen Gewichtsmanschetten oder Hanteln. Wählen Sie aber nicht zu hohe Gewichte, sonst gibt es Muskelkater oder Verspannungen im Nacken. Höchstens ein Kilo pro Seite, das genügt.

Walking verbessert wie alle Konditionssportarten vor allem Ausdauer und Muskelspannung. Auch die Venen werden gekräftigt; das beugt Krampfadern vor. Walken schont die Gelenke und Bänder nicht nur, sondern kräftigt sie auf lange Sicht sogar. Deshalb schätzen gerade Menschen mit Arthrose oder anderen Gelenkbeschwerden das Walken sehr. Frauen in den Wechseljahren profitieren jedoch nicht allein körperlich vom Walken. Diese stete und gleichmäßige Bewegungsform wirkt auch auf die innere Einstellung: Durch die selbstbewusste, aufrechte Haltung fühlen Sie sich innerlich gefestigt. Und das nehmen Sie als mehr Gelassenheit und Ausgeglichenheit mit in den Alltag.

Nordic-Walking

Ein echter Langläufer unter den Outdoor-Sportarten ist inzwischen das Nordic-Walking, Walken mit dem Einsatz von Stöcken. In Skandinavien ist es schon seit den 30er Jahren ein beliebter Breitensport – als sommerlicher Ausgleich zum Skilanglauf.

Die Technik will gelernt sein

Die Technik des Nordic-Walking können Sie bei einem der zahlreich angebotenen Lauftreffs recht schnell erlernen.

> Wichtig sind die Spezialstöcke, auch Poles genannt. Sie sind länger als übliche Spazierstöcke und haben besonders konstruierte Handschlaufen. Dadurch können im Training beim Rückschwung die Hände geöffnet werden. Das vermeidet Muskelschmerzen. Durch den leicht nach vorn gebogenen Griff bleibt der Stock gut in der Führung der Hand und bietet auch in unwegsamem Gelände einen ausreichenden Trittschutz.

> Die Schritttechnik entspricht der beim Walking: mit den Fersen aufsetzen und zu den Zehen hin abrollen. Wenn Sie im Gelände laufen, treten Sie zwischendurch auch mit dem Ballen auf. Steigungen bezwingen Sie ausschließlich auf den Ballen.

> Im Gleichtakt mit den Schritten geschieht der Stockeinsatz: rechtes Bein mit linkem Arm und umgekehrt. Sie können aber auch einen anderen Takt wählen, zum Beispiel zu je zwei Schritten nur eine Armbewegung. Halten Sie in die Stöcke als Verlängerung der Arme immer nahe am Körper.

Schonend, entspannend, harmonisierend

Nordic-Walking ist ein effektives Ganzkörpertraining. Der Vorteil gegenüber dem einfachen Walken ist, dass die Gelenke noch stärker geschont werden. Denn der Stockeinsatz verteilt den Schub der Bewegung von der Bein- auf die Rückenmuskulatur: Sie laufen quasi auf vier Beinen. Außerdem werden durch die im Gelände nötigen unterschiedlichen Schritttechniken die Bein- und

TIPP

Einige Krankenkassen investieren im Rahmen ihrer Präventivprogramme auch in Nordic-Walking-Kurse. Wenn Ihnen diese Sportart zusagt, dann fragen Sie doch bei Ihrer Krankenkasse nach.

Hüftmuskeln stärker trainiert. Die kräftige Schwungbewegung der Arme bewirkt, dass sich Nacken- und Schultermuskeln entspannen. Die Atmung wird tiefer und die Lungen werden auf gesunde Weise gekräftigt. Die Körperbewegungen werden noch mehr als beim einfachen Walking harmonisiert.

Jogging

Sie brauchen zum Joggen nicht mehr als ein Paar gute Schuhe und den Willen, loszulaufen. Vergessen Sie aber nicht: Joggen heißt nicht sprinten! Die meisten Menschen laufen viel zu schnell und geraten bald erschöpft außer Atem. Das sollten Sie vermeiden.

Die richtige Lauftechnik

Joggen bedeutet langsames Traben. Gewöhnen Sie sich erst gar nicht den falschen Laufstil an: niemals mit der Ferse aufdonnern! Der ganze Aufprall Ihres Körpers wird sonst direkt in die Knie- und Hüftgelenke weitergeleitet; Schmerzen und Arthrose sind die unausweichlichen Folgen. Beim Ballenlauf – das heißt, wenn Sie mit dem Vorderfuß zuerst aufsetzen – werden Sie anfangs zwar etwas Muskelkater in den Waden spüren, weil Muskeln beansprucht werden, die das bisher nicht gewohnt waren. Sorgsames Stretching (ab Seite 47) vor und nach dem Lauf verbessert jedoch die Durchblutung und mindert eventuelle Beschwerden. Und ganz wichtig: Bewegen Sie Ihre Arme immer locker im Laufrhythmus mit. So vermeiden Sie Verspannungen im Nacken.

WICHTIG

Wenn Sie bei regelmäßigem Laufen in den Knochen anhaltende Schmerzen spüren, die nicht auf einen Muskelkater hinweisen, sollten Sie sich umgehend orthopädisch untersuchen lassen. Bei osteoporosegefährdeten Frauen könnten feinste, kaum sichtbare Haarrisse – sogenannte Ermüdungsfrakturen – die Ursache dafür sein. Das bedeutet: strikte Trainingspause!

Knochen und Gelenke schonen

Jahrelang wurde propagiert, in Wald und Feld zu laufen, um die Gelenke durch federnden Boden zu entlasten. Heute weiß man es besser: Umfangreiche orthopädische Studien haben ergeben, dass die Gelenke die unberechenbaren Unebenheiten des Bodens in freier Natur eher krumm nehmen. Vor allem bei falschem Laufstil reagieren sie mit Schmerzen.

Achten Sie auf jeden Fall darauf, nicht unbedacht in Löcher zu treten. Laufen Sie langsam, gleichmäßig und konzentriert. Frauen mit Gelenkproblemen sollten die Knie vorsichtshalber mit speziellen orthopädischen Stützbandagen mit Kniescheibenführung schützen oder aber mit gut gefederten Schuhen auf gut überschaubaren, ebenen Sandwegen laufen.

Die beste Trainingszeit
Für das Joggen gilt wie für jeden Sport: nie mit vollem Magen trainieren! Für den Hormonhaushalt ist es besonders günstig, die morgendlich normalerweise hohen Spiegel an Aktivitätshormonen, dazu gehört das Cortisol, zu nutzen und gleich nach dem Aufstehen zu joggen. Trinken Sie ein großes Glas Wasser, essen Sie eine mineralreiche reife Banane, und los geht's! Das wird Sie erst einmal Überwindung kosten. Doch bald werden Sie von Ihrem Start in den Tag begeistert sein. Wenn ein Morgenlauf nicht möglich ist, sollten Sie frühestens drei Stunden nach einer größeren Mahlzeit mit dem Joggen beginnen, am besten in den späten Nachmittagsstunden.

Workout mit dem Latexband
Kondition aufzubauen ist nur ein Teil eines Rundumprogramms im Gesundheitssport. Ebenso wichtig ist das Muskeltraining als fester Bestandteil. Es hilft, bestimmte Muskelbereiche gezielt zu kräftigen, Schwächen auszugleichen und insgesamt zu muskulärer Ausgeglichenheit zu gelangen. Trainierte Muskeln sind straffer und können höheren Belastungen (beispielsweise des Rückens) standhalten als untrainierte. Kräftige Muskeln schonen zudem die Gelenke, weil sie diese in reibungsfreier Führung halten und entzündlichen Reizungen und damit langfristig einer Arthrose vorbeugen.

Das Latexband ist ein genial einfaches Trainingsgerät mit enorm großer Wirkung. Das handbreite spezielle Gummiband hat etwa eine Länge von zwei Metern. Es wird in unterschiedlichen Stärken angeboten. Zusammengerollt ist es kleiner als ein Mobiltelefon. In seiner Vielfältigkeit ersetzt es fast ein Fitnessstudio.

TRAINING FÜR ALLE MUSKELBEREICHE
Sinnvolles Muskeltraining im Fitnessstudio besteht aus einer Kombination von Übungen an Kraftmaschinen, mit Kabelzügen und Hanteln und mit reiner Gymnastik. Kraftmaschinen geben die Bewegungsführung genau vor. Ausweichbewegungen sind fast nicht möglich: für Einsteiger besonders geeignet.

Übungen für jeden Tag

Die folgenden fünf Übungen können Sie überall leicht durchführen. Sie zielen auf den Rücken, eine häufige Schwachstelle, und die typisch weiblichen Problemzonen Bauch, Hüfte und Po. Entscheidend beim Training mit dem Latexband ist, dass Sie die Bewegungen möglichst fließend ausführen. Wenn Sie zum ersten Mal mit dem Latexband arbeiten, werden Sie es etwas ungewohnt finden. Denn das Band ist – je länger Sie es ziehen – sehr straff, und Sie brauchen Kraft, um die Bewegungen gut auszuführen. Damit Sie sich leichter daran gewöhnen, können Sie zunächst »blind« trainieren: die Rumpfübung erst mit angewinkelten, dann mit ausgestreckten Armen durchführen. Dabei die Arme im Ellenbogengelenk gut arretieren! Das bringt die erwünschte Dauerspannung in die Oberarmmuskulatur und vermeidet unnötige, ruckende Pressbewegungen. Je nach Kraft und Kondition können Sie die Anzahl der Wiederholungen allmählich steigern.

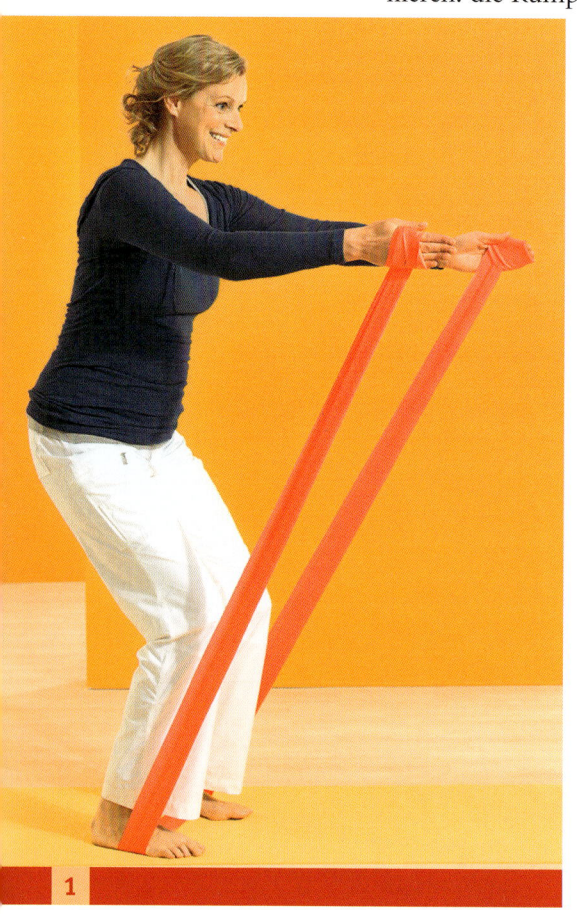

Starker Rumpf

1 › Sie stehen mittig auf dem Latexband, die Beine hüftbreit auseinander. Gehen Sie nun mit geradem Rücken in die Hocke und fassen Sie beide Enden des Bandes so, dass es gespannt ist. Die Arme zeigen locker gestreckt nach vorne.

› Strecken Sie dann die Beine und richten Sie sich in den Stand auf, ohne die Position der Arme zu verändern. Ebenso bleibt der Rücken gerade, auch wenn Sie anschließend wieder in die Hockstellung zurückgehen.

› Wiederholen Sie die Übung mehrere Male.

WICHTIG: Achten Sie darauf, dass die Knie bei dieser Übung nicht zu weit nach vorn gehen.

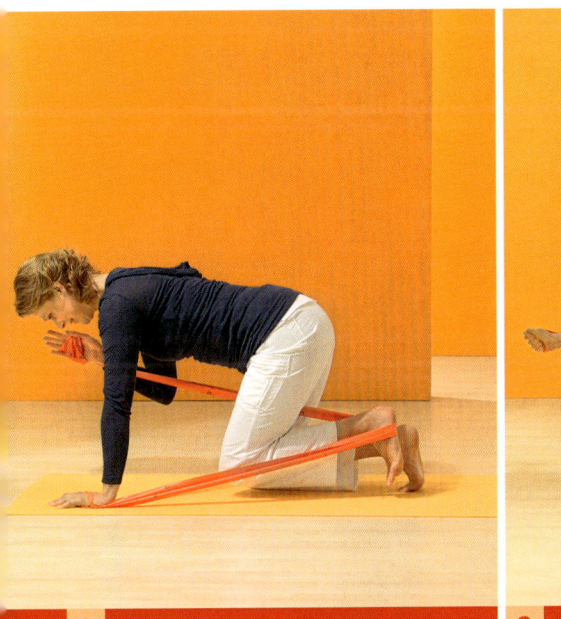

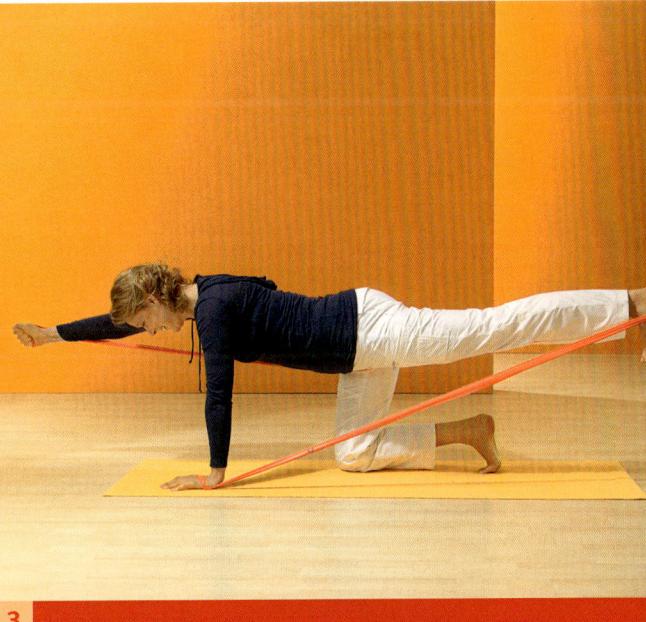

Kräftiger Rücken

> Gehen Sie in den Vierfüßlerstand. Nacken und Rücken sind gestreckt, der Blick ist auf den Boden gerichtet. Die Fußspitzen sind aufgesetzt. Halten Sie die Enden des Bandes, das um einen Fuß gespannt ist, fest in beiden Händen.

2 > Ziehen Sie das Bein mit dem Band unter den Bauch und winkeln Sie den Arm der Gegenseite an, bis sich das Band gelockert hat, aber nicht durchhängt. Sie sollten auf dem Knie und dem Fuß sowie auf der Hand der Gegenseite stabilen Halt haben.

3 > Nun strecken Sie gegen die Spannung des Bandes langsam das Bein nach hinten in die Horizontale und den Arm zugleich nach vorn. Der Körper soll eine gerade Ebene bilden. Halten Sie die Spannung fünf Sekunden, ziehen Sie dann Bein und Arm wieder an.

> Wiederholen Sie die Übung mehrfach und wechseln Sie dann zur Gegenseite.

Strammer Bauch

> Auf dem Rücken liegend winkeln Sie die Beine leicht an und stellen die Fersen auf. Das Band halten Sie stramm gespannt mit beiden Händen unter den Schultern.

1 > Nun heben Sie Kopf und Nacken leicht an und ziehen im Wechsel erst den einen, dann den anderen Arm Richtung Knie der Gegenseite. Den Nacken dabei gerade halten.

> Wiederholen Sie die Übung mindestens 10-mal. Wenn Sie geübt sind, auch öfter.

Straffe Hüften

> Auf der Seite liegend stabilisieren Sie den Kopf auf dem angewinkelten, unten liegenden Arm. Den anderen Arm stützen Sie vor der Brust mit einer lockeren Faust auf dem Boden auf. Das Latexband ist stramm, aber noch dehnbar etwa hüftbreit um die Fußgelenke gewickelt und fest verknotet.

2 > Nun heben Sie das oben liegende Bein gegen den Zug des Bandes, halten die Spannung fünf Sekunden und lassen wieder nach.

> Wiederholen Sie die Übung auf jeder Seite mehrere Male und wechseln Sie danach zur Gegenseite.

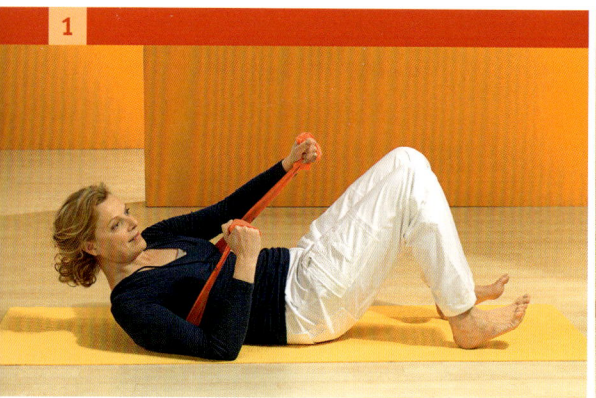
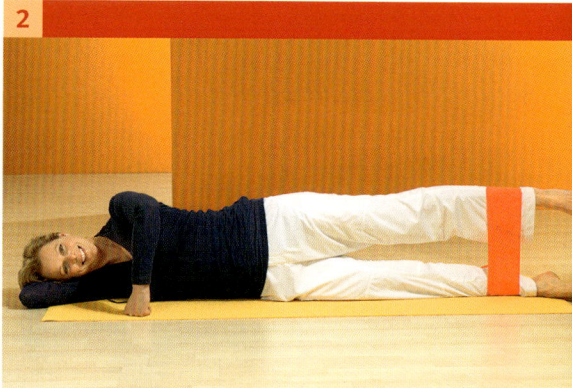

Kräftiger Beckenboden

> Sie stehen aufrecht, die Beine sind etwa hüftbreit gegrätscht. Ziehen Sie das Band unter einem Fuß durch und halten Sie die Enden bei rechtwinkelig gebeugten Armen stramm in den Händen.

3 > Bewegen Sie das Bein mit dem Band etwas nach hinten und tippen Sie – quasi in Schrittstellung – mit der Fußspitze auf den Boden.

> Jetzt ziehen Sie das hintere Bein etwa 20-mal angewinkelt nach vorn und tippen dann wieder hinten auf. Wechseln Sie anschließend zur Gegenseite.

| **WICHTIG:** Die Hüfte bleibt dabei stets gerade.

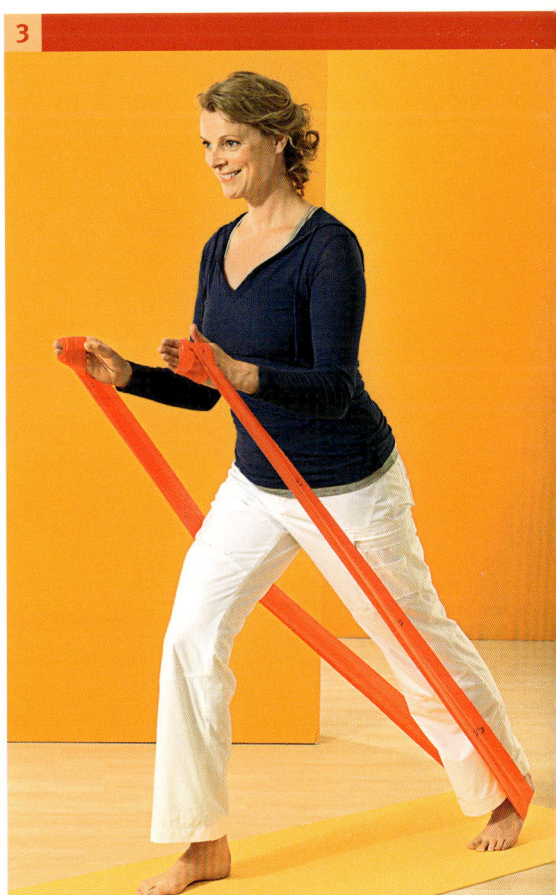

Stretching-Programm

Dehnen beziehungsweise Stretching, wie es heute heißt, ist förmlich eine Wellness-Kur. Es hält den gesamten Bewegungsapparat – Bänder, Muskeln, Sehnen, Gelenke und Knochen – beweglich und stabil und verleiht Körper, Geist und Seele jugendliche Frische. Einige Grundprinzipien sollten Sie beim Dehnen einhalten: Vergessen Sie das Atmen nicht. Alle Bewegungen sollen sanft und kontrolliert, gleichmäßig dehnend bis zur Grenze des Möglichen und ohne Nachwippen ausgeführt werden. Das Wippen ist deshalb zu vermeiden, weil dabei die Muskelfasern aus der Dehnung wieder zurückschnellen und nur mit zusätzlicher Kraft erneut gedehnt werden können. Das hinterlässt mikroskopisch kleine Überdehnungen an den Muskelfasern, die sich später unangenehm als Muskelkater bemerkbar machen. Richtiges Stretching dagegen beugt Muskelkater vor. Deshalb sollten Sie grundsätzlich nach jedem Sport die angestrengten Muskeln entspannen (ab Seite 48).

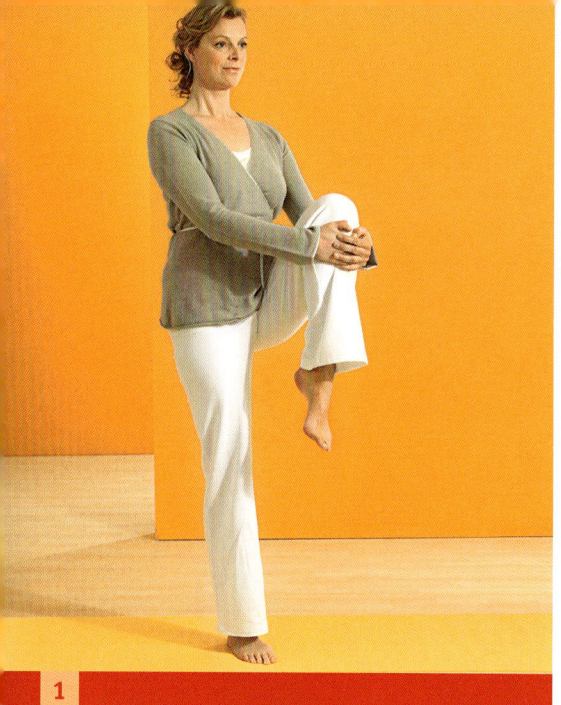

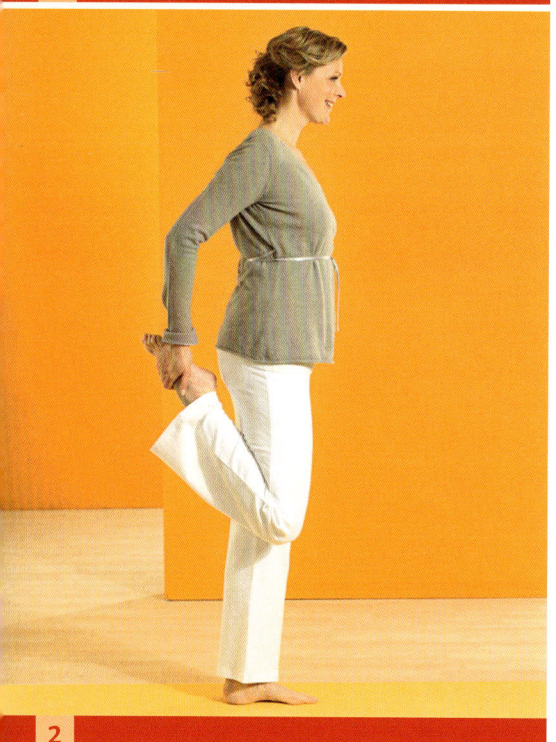

Einmal durchdehnen, bitte!

Die folgenden acht Stretching-Übungen tun nicht einfach nur gut, sondern sie aktivieren die Muskeln von Kopf bis Fuß. Das ist deshalb wichtig, weil die Muskeln die Kraft genau dorthin tragen, wo sie gebraucht wird. Muskeln müssen also elastisch bleiben und dürfen sich etwa durch häufigen und insbesondere einseitigen Sport nicht verkürzen. Denn verkürzte Muskeln können leicht zu Gelenkbeschwerden führen. Dies können Sie verhindern.

Po- und Beinmuskulatur

› Sie stehen auf einem Bein und umfassen das andere Bein auf Höhe des Knies mit beiden Händen.

1 › Ziehen Sie jetzt das Knie beziehungsweise das Bein möglichst weit nach oben in Richtung Brust. Der Rücken soll dabei gerade bleiben.

› Dehnen Sie etwa eine Minute lang, entspannen Sie kurz und wechseln Sie danach zur anderen Körperseite.

Vorderseite der Oberschenkel

2 › Sie stehen auf einem Bein mit leicht angewinkeltem Knie. Greifen Sie den Fuß des anderen Beines am Spann und ziehen Sie ihn sanft in Richtung Po. Sie spüren die Dehnung im vorderen Oberschenkel und der Hüfte.

› Dehnen Sie etwa eine Minute lang, entspannen Sie kurz und wechseln Sie danach zur anderen Körperseite.

Körperrückseite

> Stellen Sie ein Bein gestreckt vor sich auf einen Stuhl oder – wenn Sie schon etwas geübter oder sehr beweglich sind – waagerecht in Hüfthöhe nach vorn auf ein Geländer, gegen eine Wand oder einen Baum.

3 > Nun senken Sie den Oberkörper vorsichtig in Richtung Bein. Die Nase zieht Richtung Knie und die gestreckten Arme wandern, so weit es geht, das Schienbein entlang in Richtung Fuß. Sie spüren nun eine Dehnung im Po, an der Rückseite des Oberschenkels und der Wade, im Rücken und im Nacken.

> Dehnen Sie etwa eine Minute lang, entspannen Sie kurz und wechseln Sie danach zur anderen Körperseite.

VARIANTE: Sie können die Übung auch ohne Stuhl ausführen. Stellen Sie das gestreckte Bein zum Ausfallschritt nach vorn und beugen Sie das andere – das Standbein – stark ab.
Der Ablauf der Übung selbst bleibt unverändert, da sich der Oberkörper vorsichtig in Richtung des vorgestellten Beins absenkt.

Lendenwirbelsäule I

> Legen Sie sich auf den Rücken. Die Beine sind aufgestellt, die Fußsohlen stehen komplett auf dem Boden, und die Knie berühren sich. Die Arme liegen seitlich am Körper.

4 > Bringen Sie abwechselnd die Knie langsam zur linken und zur rechten Seite Richtung Boden, ohne sie ganz abzulegen.

WICHTIG: Die Schultern behalten den Kontakt zum Boden, und der Oberkörper bleibt gerade.

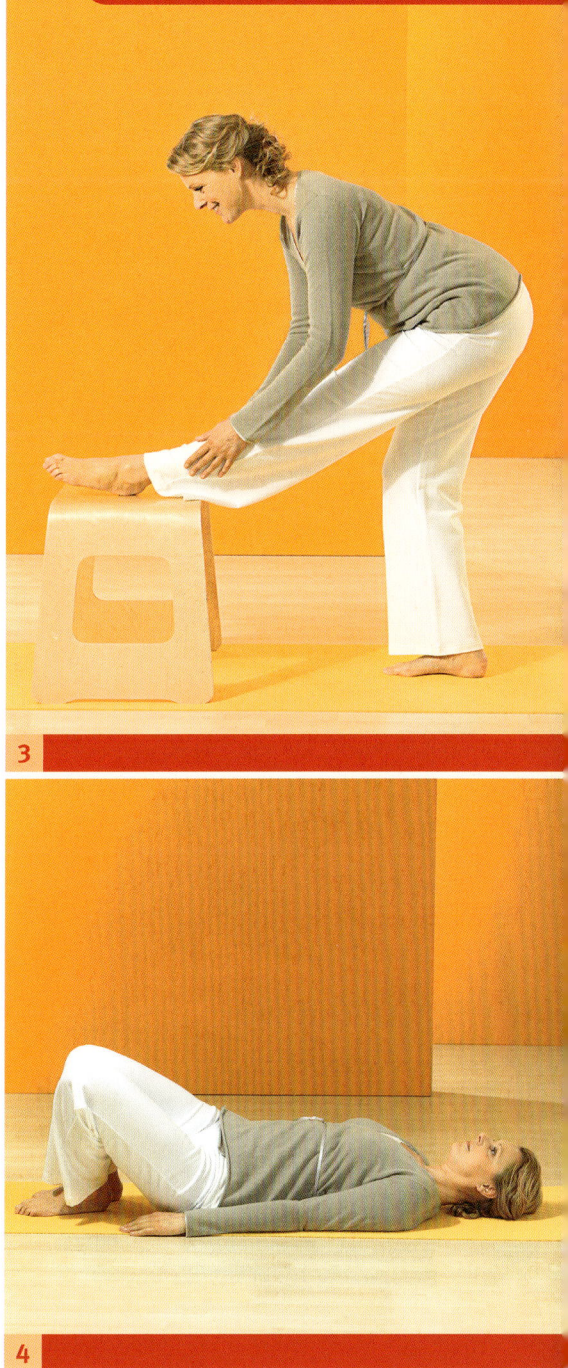

3

4

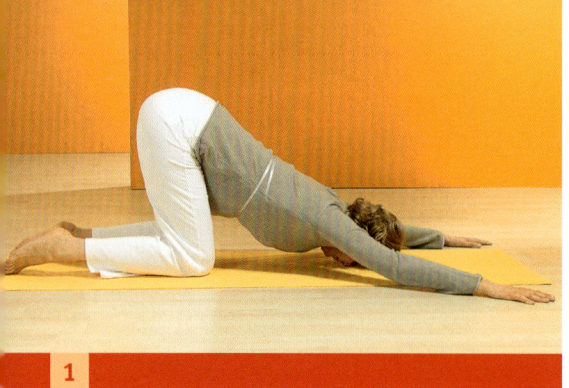

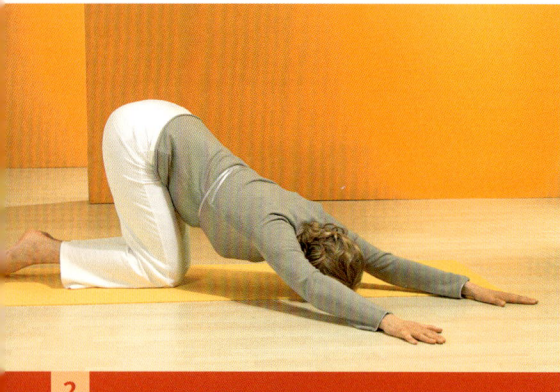

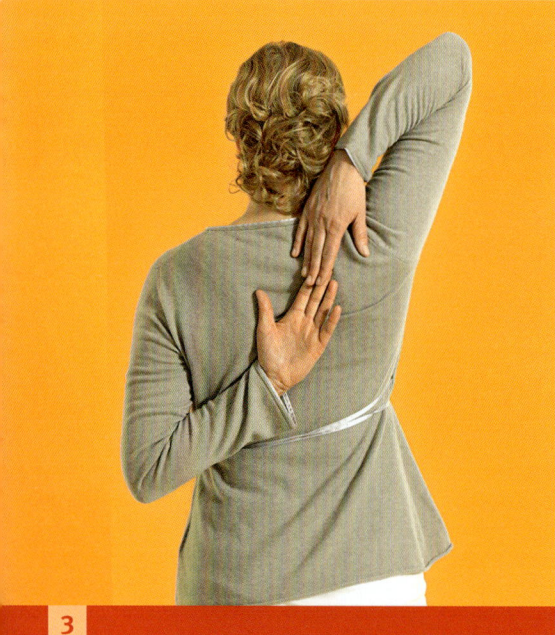

Lendenwirbelsäule II

1 › Knien Sie sich hin und strecken Sie die Arme so weit vor, dass Sie die Stirn am Boden leicht auflegen können. Der Oberkörper befindet sich dabei etwas über dem Boden.

› Bleiben Sie 10 bis 15 Sekunden in dieser Haltung und lassen Sie den Dehnreiz wirken. Wenn Sie in der Brustmuskulatur ein leichtes Ziehen spüren, dann machen Sie es richtig.

2 › Bewegen Sie nun die Arme nach links. Bleiben Sie 10 bis 15 Sekunden in dieser Haltung und schieben Sie dann die Arme nach rechts.

› Dehnen Sie pro Seite 3-mal.

Schultern und Arme

3 › Greifen Sie mit einem Arm hinter den Kopf und legen Sie die Hand zwischen die Schulterblätter, mit der Handinnenfläche zum Rücken. Versuchen Sie mit dem anderen Arm von unten die Finger zu erreichen und die Hände zu verschränken. Sie spüren die Dehnung in der Schulter, an der Rückseite des Oberarms und der Vorderseite des Unterarms.

› Dehnen Sie etwa eine Minute lang, entspannen Sie kurz und wechseln Sie danach zur anderen Körperseite.

Hals, Schultern und Arme

4 › Sie stehen aufrecht, Ihre Arme hängen seitlich neben dem Körper. Senken Sie mit gestrecktem Arm langsam eine Schulter und spreizen Sie dabei die Hand rechtwinklig geknickt nach außen ab.

› Neigen Sie den Kopf zur Gegenseite. Der Blick ist nach vorn gerichtet. Damit die Halswirbelsäule gerade bleibt, neigen Sie das Kinn nach unten, zum Doppelkinn. Sie spüren eine deutliche Dehnung in der Schulter, im Nacken und an der Außenseite des Oberarms.

› Dehnen Sie etwa eine Minute lang, entspannen Sie kurz und wechseln Sie danach zur anderen Körperseite.

Körperseiten

5 › Sie stehen aufrecht, die Beine sind leicht gegrätscht. Strecken Sie einen Arm senkrecht nach oben, die Handfläche zeigt nach innen. Die andere Handinnenfläche liegt auf Ihrem eingezogenen Bauch.

› Neigen Sie nun den Rumpf zur Seite; die Hand des nach oben gestreckten Armes beschreibt dabei einen Bogen. Sie spüren die Dehnung seitlich an Hals und Rumpf.

› Dehnen Sie etwa eine Minute lang und wechseln Sie im Anschluss daran zur anderen Körperseite.

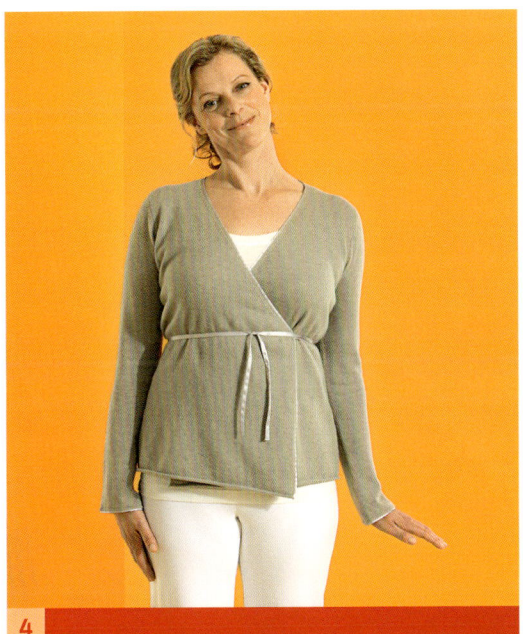

4

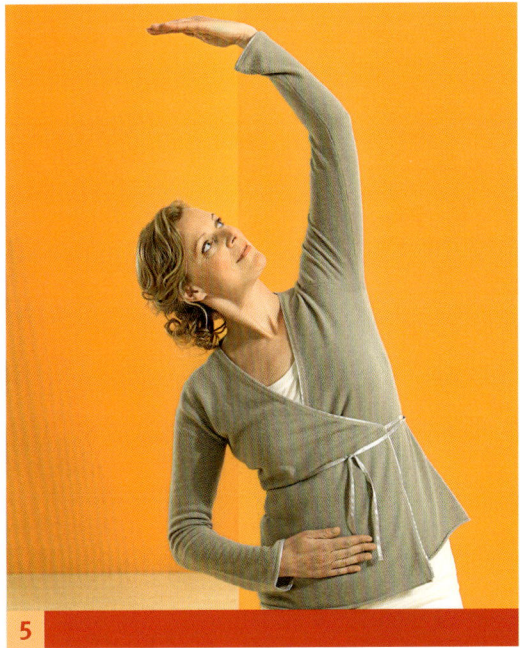

5

Beckenbodentraining

Es ist erstaunlich, dass gerade der für die urweibliche Empfindsamkeit wichtigste Körperbereich von vielen Frauen so gut wie unbemerkt bleibt. Dabei sind doch befriedigender Sex und eine unproblematische Schwangerschaft ohne den kräftigen und elastischen Beckenboden undenkbar. Diese Muskelplatte ist außerdem für das richtige Funktionieren der Ausscheidungsorgane zuständig. Und sie stützt die inneren Organe, die die Wirbelsäule aufrichten. Ein gut trainierter Beckenboden ist also aus vielfältigen Gründen unentbehrlich.

Der Aufbau des Beckenbodens

Der Beckenboden besteht aus mehreren Schichten (siehe Seite 95) von übereinander liegenden Muskelsträngen und -platten, die wie ein Netz mit mehrfachem Boden die untere Öffnung des knöchernen Beckens verschließen. Dieser komplizierte Aufbau ist deshalb nötig, weil der Beckenboden mehrere Aufgaben zu erfüllen hat. Vor allem stützt er den Beckenausgang von unten ab, um die inneren Organe an ihrem Platz zu halten. Sie würden sonst durch die Schwerkraft beim Sitzen und Stehen unweigerlich nach unten sinken. Allerdings müssen sich die Ausscheidungsorgane nach außen entleeren können. Deshalb hat der Beckenboden schmale Muskelschlitze: einen für die Harnröhre, einen für den Darm und bei der Frau noch einen dritten für die Scheide. Blase und Darm sollen sich jedoch gezielt und nicht kontinuierlich entleeren. Damit es nicht zur Inkontinenz kommt, ist der jeweilige Ausgang mit einem festen, schmalen Ringmuskel dicht verschlossen.

Der kleine Unterschied

Nur die Scheide braucht keinen solchen Verschluss – im Gegenteil: Sie muss sich bei einer Entbindung weit genug ausdehnen können, um das Baby hindurchzulassen. Die begrenzenden Muskelstränge verlaufen im Scheidenbereich deshalb rechts und links vom Scheideneingang nebeneinander. Das ermöglicht zwar ausreichend Platz, schwächt aber potenziell die mechanische Stützkraft des Beckenbodens.

TIPP

Durch die hormonellen Veränderungen in den Wechseljahren kommt es zu einer Schwächung der Beckenbodenmuskulatur. Dies wiederum begünstigt eine Inkontinenz. Also: Rechtzeitig trainieren!

Zusammenspiel der Muskeln

Der Beckenboden steht im gesamten Muskelspiel des Körpers nicht allein. Denn die Bauch- und Rückenmuskeln setzen im oberen und seitlichen Bereich des Beckens an und die Beinmuskulatur an den Seiten und unten. Erst im Zusammenspiel der unterschiedlichen Muskelgruppen werden der aufrechte Gang und eine ausgewogene Bewegung möglich.

TIPP

Manche Gynäkologen haben eine urogynäkologische Zusatzausbildung und kennen sich deshalb besonders gut aus. Aber auch Urologen und Proktologen können Ansprechpartner bei Inkontinenz sein.

Schulen Sie Ihre Wahrnehmung

Um sich eine konkrete Vorstellung vom Beckenboden zu machen und ihn zu spüren, probieren Sie am besten die folgenden Aufmerksamkeitsübungen aus.

> Setzen Sie sich auf den Rand eines Hockers oder des WC. Sie können die Unterwäsche dabei ruhig anbehalten. Bedecken Sie mit der flachen Hand von unten die Scheide – die Fingerspitzen reichen bis zum Gesäßansatz. Drücken Sie von unten mit der Mittelhand sanft in den Beckeneingang hinein: Spüren Sie den elastischen Widerstand der Muskelplatte?

> Stellen Sie sich nun vor, Sie würden die Blase entleeren. Dann spannen Sie an, als wollten Sie den Harnstrahl unterbrechen. Spüren Sie unter der flachen Hand, wie sich die Muskeln zusammenziehen? Fühlen Sie die Kraft der Muskelstränge auch im Beckenboden selbst?

> Dieselbe Wahrnehmungsübung können Sie auch mit dem Darmausgang probieren – da ist sie sogar noch leichter. Lassen Sie den Beckenboden zunächst noch locker und kneifen Sie den Po anschließend sehr fest zusammen, als wollten Sie unbedingt den Stuhl zurückhalten. Spüren Sie den kräftigen Zug im Beckenboden?

Effektive Übungen

Diese Übungen können Sie zu einer regelrechten Gymnastik ausweiten. Später brauchen Sie auch nicht mehr mit der Hand nachzutasten, weil Sie längst die Wahrnehmung im Beckenboden

gestärkt haben. Und niemand wird Ihnen an-
sehen, dass Sie gerade Ihren Beckenboden trainieren, selbst wenn Sie die Übungen nebenbei in der Straßenbahn, im Bus, im Büro oder
in einer Warteschlange durchführen. Wenn Sie
im Stehen üben, ist es wichtig, dass Sie kein
Hohlkreuz machen, sondern zentriert und mit
beiden Füßen fest auf dem Boden stehen.

Keine Chance der Inkontinenz

Natürlich können Sie die Übungen auch »in Wirklichkeit« machen, also beim Wasserlassen tatsächlich den Harnstrahl durch
kräftiges Kneifen anhalten. Diese Übung ist vor allem für Frauen
empfehlenswert, die eine leichte Senkung haben, an Harn-Inkon-
tinenz leiden oder nach einer Entbindung mit Beckenbodengymnastik wieder zu ihrer alten Form finden wollen.

Sie verbessern die Wirksamkeit der Übungen noch, wenn Sie spezielle Vaginalkegel in die Scheide einführen und versuchen, diese
mit Muskelkraft festzuhalten. Die Kegel sehen aus wie Tampons
und haben einen glatten Kunststoffmantel. Im Inneren enthalten
sie unterschiedlich schwere Bleifüllungen. Sie können zur Behandlung einer Inkontinenz auch ärztlich verschrieben werden.
Schon nach einer relativ kurzen Übungszeit werden Sie die er-
höhte Spannkraft Ihres Beckenbodens bemerken. Das wussten
übrigens die Asiatinnen schon vor Jahrtausenden. Ihre metalle-
nen Liebeskugeln, die es inzwischen auch bei uns in Erotikshops
zu kaufen gibt, funktionieren nach dem gleichen Prinzip. Sie
können also sogar Ihre sexuelle Empfindsamkeit mit den unten
stehenden Übungen steigern. Und Beckenbodengymnastik hilft
nicht zuletzt, Beschwerden bei Hämorrhoiden zu lindern.

Beckenbodengymnastik mit dem Petzi-Ball

Die Wirksamkeit der Beckenbodenübungen lässt sich mit dem
Petzi-Ball noch steigern. Mit diesem dicken Sitzball zu turnen
entlastet die Wirbelsäule und macht überdies großen Spaß. Probieren Sie doch gleich einmal die folgenden vier Übungen aus.

Den Beckenboden wahrnehmen und stärken

1 › Setzen Sie sich auf den Ball, spreizen Sie die Beine und halten Sie mit beiden Fußsohlen festen Kontakt zum Boden.

› Wippen und hüpfen Sie nun nach Belieben. Rollen Sie das Becken vor und zurück, machen Sie einen kleinen Bauchtanz im Sitzen. Nicht nur der Beckenboden wird dadurch gestärkt, sondern auch die wichtigen Stützmuskeln von Bauch und Lendenbereich.

WICHTIG: Achten Sie anfangs darauf, nicht zu weit seitlich abzuknicken, um Zerrungen des Lendenbereichs zu vermeiden!

Den Beckenboden aktivieren

› Legen Sie sich auf den Rücken, ziehen Sie den Ball dicht ans Becken heran und legen Sie die Waden auf den Ball. Der Beckenboden soll dabei leicht angespannt sein, und die Lendenregion soll fest auf dem Boden liegen. Die Arme sind zur Stabilisierung des Körpers seitlich ausgestreckt, die Handflächen zeigen zur Decke.

2 › Rollen Sie nun die Hüften und den Ball leicht von einer Seite zur anderen. Vermeiden Sie ein Hohlkreuz.

› Wiederholen Sie die Übung 10- bis 20-mal.

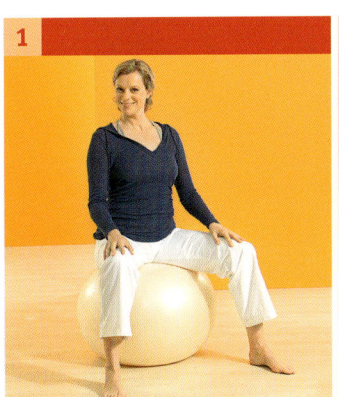

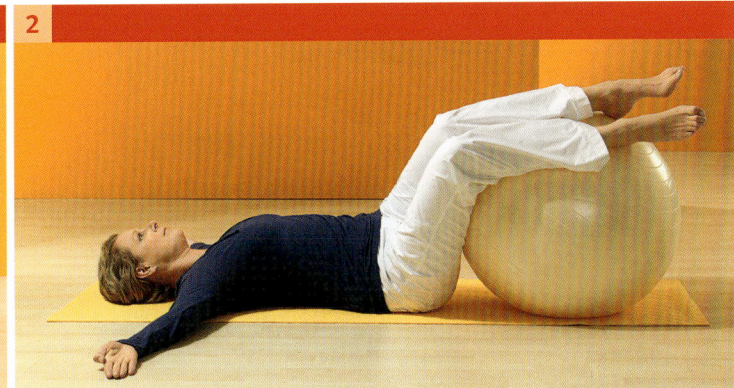

Den Beckenboden und die Bauchmuskulatur kräftigen

1 › In derselben Ausgangsposition wie bei der vorhergehenden Übung strecken Sie nun die Beine und schieben damit den Petzi-Ball etwas von sich weg nach vorn. Anschließend ziehen Sie den Ball wieder dicht zu sich heran.

› Wiederholen Sie die Übung 10- bis 20-mal.

Und noch einmal: den Beckenboden aktivieren

› Sie liegen auf dem Rücken. Ziehen Sie den Ball nah an den Körper heran, öffnen Sie die Knie etwa beckenbreit und fassen Sie den Ball mit den Fersen.

2 › Heben Sie nun das Becken mit der Kraft der Bauch- und Rückenmuskeln etwas an. Trainierte schaffen es sogar bis in die Streckhaltung. Kommen Sie langsam wieder auf den Boden zurück.

› Wiederholen Sie die Übung 10- bis 20-mal.

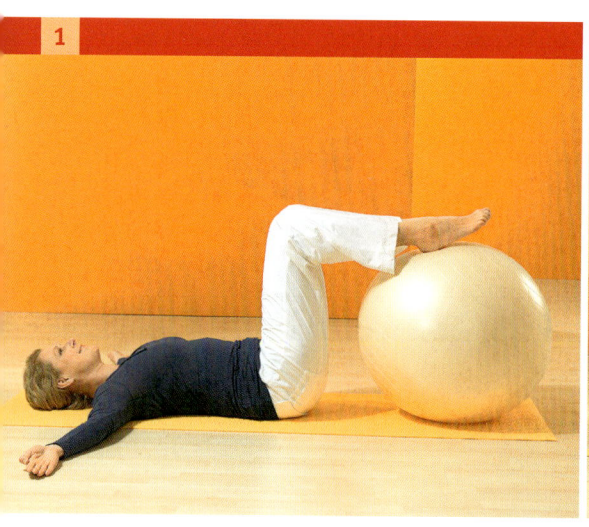
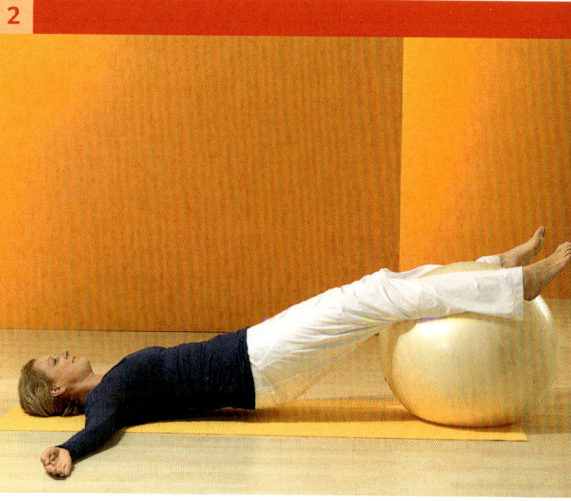

Bewegung tut gut

Ausreichend Bewegung hält Sie in den Wechseljahren in Form, beugt Beschwerden vor und hebt obendrein Ihre Stimmung.

Ich gehe seit Jahren ins Fitnessstudio, habe aber trotzdem Wechseljahresbeschwerden. Vor allem psychisch geht es mir schlecht! Was kann ich tun?
Die Übungen im Fitnessstudio zielen meist auf den Aufbau von strafferer, kräftiger Muskulatur – was an sich ja gut ist. Aber sie verhelfen nicht zu mehr Kondition: Die lässt sich nur durch Dauerbelastung in einem niedrigen Pulsbereich erreichen – etwa durch Radfahren, Joggen, Walken oder Langlaufskifahren. Und nur Konditionssportarten sorgen für eine langfristige, stabilisierende Umstellung des Stoffwechsels und Hormonhaushalts. Auch die Stimulation von Endorphinen, im Volksmund Glückshormone genannt, gelingt nur durch Dauerbelastung. Versuchen Sie es mit mehr Konditionstraining.

Ich finde es sehr anstrengend, mich immer wieder zum Sport zu motivieren. Gibt es dafür Hilfen?
Den »inneren Schweinehund« zu überwinden ist nicht immer so einfach. Am besten geht es in einer Gruppe mit Freundinnen. Wenn das aus Termingründen nicht klappt:

Setzen Sie sich ein Ziel, das Sie erreichen wollen, und belohnen Sie sich, wenn Sie angekommen sind. Irgendwann – meist schneller als man denkt – ist der Sport zum Selbstzweck geworden, weil man das gute Gefühl körperlicher Gesundheit genießt und Sport dann auch keine Anstrengung mehr bedeutet.

Meine Mutter hat ihr ganzes Leben noch nie Sport gemacht und ist trotzdem im hohen Alter noch gesund. Kann das an ihrem Lebensstil liegen?
Das könnte gut sein, denn sportliche Bewegung ist ja nicht die einzige Art, in Bewegung zu sein. Wer seine Besorgungen ausschließlich zu Fuß oder mit öffentlichen Verkehrsmitteln erledigt, Treppen steigt, spazieren geht, mit den Kindern nach draußen geht, den Hund bei jedem Wetter ausführt und vor allem bei der Arbeit und zu Hause nicht nur auf einem Fleck sitzt, legt täglich einige Kilometer zurück – fast schon eine Jogging-Strecke! Aber ebenso wichtig ist eine ordentliche Portion Neugierde, um sich nicht nur körperlich, sondern auch geistig in Bewegung zu halten.

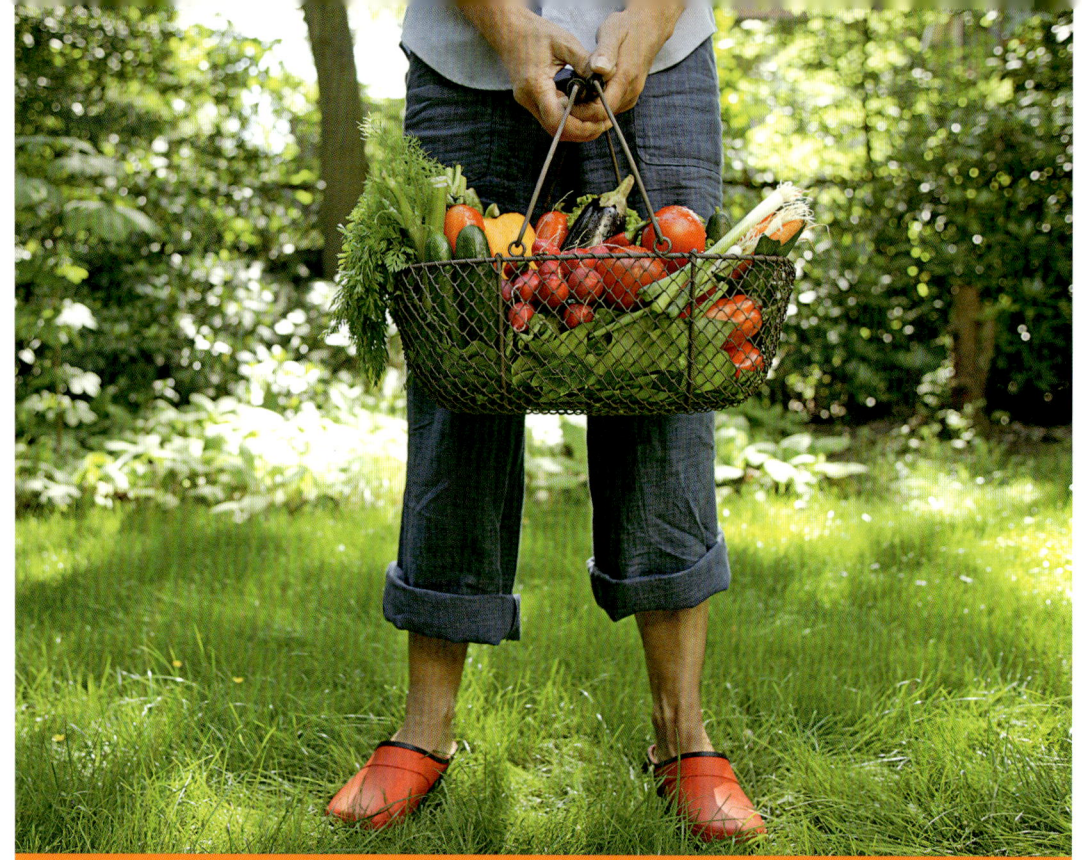

Gesund essen und genießen

In jeder Kultur und Region sieht die Ernährung zwar etwas anders aus, doch eines gilt überall: Gesund ist eine vollwertige, qualitativ hochwertige Kost. Schon beim Einkauf fängt es an. Die Devise: regional und saisonal, also beispielsweise im Winter keine Erdbeeren aus dem Süden. Produkte aus der Umgebung dagegen – vielleicht sogar aus dem eigenen Garten – können reif und mit dem optimalen Gehalt an Wertstoffen geerntet werden. Dann aber auch schnell verbrauchen, um Energieverluste zu vermeiden.

Bekömmliche Genüsse

Küche auf hohem Qualitätsniveau bedeutet für Profiköche heute oft feine, frische, saisonale Genüsse der Regionalküche. Gesunde Lebensmittel enthalten weder künstliche oder sogenannte natur-identische Aromastoffe noch Rückstände von Antibiotika, die das Immunsystem auf Dauer schwächen. Sie enthalten auch keine Hormone, die das körpereigene Hormonsystem stören. Andere Schadstoffe wie Schwermetalle oder Pflanzenschutzmittel sind durch die strengen Auflagen bei Anbau und Zucht von Vollwert-lebensmitteln weitgehend ausgeschlossen.

Einheimisches Wild ist übrigens »Bio« pur: Stressfrei und absolut natürlich aufgewachsen, bietet es fettfreien Fleischgenuss! Das bekommt auch der Figur. Süße Desserts und Mehlspeisen dage-gen sollten Sie mit Rücksicht auf Figur, Zähne und Stoffwechsel generell nur in Maßen genießen.

Pflanzenöstrogene

Ein hochaktuelles Feld der Lebensmittelforschung beschäftigt sich mit Phytoöstrogenen, über die man längst noch nicht alles weiß. In ihrer biochemischen Wirkung gleichen sie dem Östrogen und können deshalb auch im menschlichen Organismus hormonähn-liche Wirkungen zeigen. Man unterscheidet dabei die Heilpflan-zen, die in Medikamentenform angeboten werden (ab Seite 115), von den Nahrungsmitteln, die Phytoöstrogene enthalten. Zu Letz-teren zählen Isoflavone und Lignane. Diese Stoffe entstehen aus den pflanzlichen Vorstufen bei der Verdauung im Darm. Vor al-lem Sojabohnen, Leinsamen und Kichererbsen enthalten hohe Konzentrationen dieser wertvollen Substanzen.

Geheimnisvolle Sojabohne

In den asiatischen Ländern, in denen traditionell viel Soja ver-zehrt wird, ist die Brustkrebsrate relativ niedrig, und Wechseljah-resbeschwerden – vor allem Hitzewallungen – sind auffallend sel-ten. Ursache sind, wie man heute vermutet, besagte Pflanzen-östrogene, die anscheinend die Fähigkeit haben, schwankende Hormonspiegel in gewissem Maß zu stabilisieren. Doch natürlich

TIPP

Vollwert- und Ökokost muss nicht unbezahlbar sein. Wenn Sie maßvoll einkaufen, kann nicht viel verderben. Gemüse lässt sich ohne größeren Vita-minverlust auch sehr gut einfrieren.

wirkt Soja als »Arzneimittel auf dem Essteller« bei weitem nicht so intensiv wie etwa eine Hormontherapie oder wie bei jenen Frauen, für die Soja von klein an auf dem täglichen Speiseplan stand. Im Sojamehl und in frischen und getrockneten Sojabohnen sind die Konzentrationen an östrogenartigen Substanzen am höchsten – kaum vorhanden sind sie jedoch in der industriell gefertigten, hochaufbereiteten Sojasoße.

Soja – als Medizin nur bedingt geeignet

Inzwischen gibt es auch Sojakapseln mit hochkonzentriertem Pflanzenöstrogen zu kaufen (in Apotheken und Reformhäusern). Lassen Sie sich aber unbedingt ärztlich beraten, bevor Sie unkontrolliert zu diesen Mitteln greifen, insbesondere wenn Sie an Brustkrebs oder einer Sojaallergie leiden. Denn eine neue Untersuchung des Bundesinstituts für Risikobewertung hat ergeben, dass einerseits die günstigen Wirkungen nicht hinreichend gesichert sind. Andererseits stellte sich heraus, dass eine langfristige Einnahme dieser hochkonzentrierten Stoffe das Brustkrebsrisiko messbar ansteigen lässt und möglicherweise eine Kropfbildung der Schilddrüse fördert. Außerdem kann Sojaeiweiß vor allem bei Birkenpollen-Allergikerinnen zu schweren allergischen Reaktionen führen. Das spricht jedoch nicht gegen den normalen Konsum von Soja als Lebensmittel (siehe Rezepte im eingehefteten Folder).

Lebenswichtige Vitamine

So unscheinbar sie auch sind, ohne Vitamine und Mineralien könnten wir nicht leben. Sie sind unerlässlich für das Funktionieren des Stoffwechsels und der Wachstumsprozesse. Vitamine entstehen in allen lebenden Pflanzen, sind jedoch nicht unbegrenzt haltbar und zerfallen schnell bei Einwirkung von Hitze, Licht und Sauerstoff.

GU-ERFOLGSTIPP

SOJA FÜR DEN HORMONHAUSHALT

Sie können Ihren Hormonhaushalt stabilisisieren und beginnende Beschwerden der Wechseljahre mildern, wenn Sie es wie die Japanerinnen halten: täglich ein halber Liter Sojamilch, mit Kalzium angereichert, und 50 Gramm Tofu. Wer es lieber einheimisch mag: Ein Becher Naturjoghurt mit ein bis zwei Esslöffeln Leinsamen, eine kleine Handvoll Nüsse und zwei Scheiben Sojabrot erfüllen denselben Zweck. Im eingehefteten Folder finden Sie weitere Anregungen und Rezepte, die helfen, Ihre Gesundheit optimal zu unterstützen.

Deshalb sollten Gemüse und Obst nicht zu lang oder auf zu hoher Flamme gekocht und nicht angeschnitten (am besten im Gemüsefach des Kühlschranks) gelagert werden. Den höchsten Vitamingehalt haben natürlich ganz frisch geerntete Früchte und Gemüse. Die Vitamine A, D, E und K sind fettlöslich: Der Körper kann sie nur in Kombination beziehungsweise in Anwesenheit von Fett aufnehmen und im Fettgewebe speichern. Die wasserlöslichen Vitamine der B-Gruppe und Vitamin C dagegen können überhaupt nicht gespeichert werden. Sie müssen regelmäßig – möglichst täglich – neu zugeführt werden.

Die Aufgaben der Vitamine sind sehr komplex. Sie wirken zum Beispiel beim Aufbau der Zellen und bei deren Reparaturmechanismen mit. Ohne Vitamine wären wir schutzlos dem Angriff der sogenannten »freien Radikale« ausgesetzt. Diese hochaggressiven, sauerstoffhaltigen Moleküle entstehen auch im gesunden Stoffwechsel und führen ungehemmt zum Zellzerfall, zu Organschädigungen und zu Krebswucherungen.

Vitamin E – in den Wechseljahren besonders wichtig

Vitamin E (Tokopherol) soll in den Wechseljahren deshalb so wertvoll sein, weil es die gesunden Wachstumsprozesse der Körperzellen fördert und deren Altern verlangsamt. Besonders wichtig ist es für den Aufbau der Blutkörperchen. Außerdem unterstützt es die Vitamine A, C und D. Es senkt den Cholesterinspiegel und verflüssigt das Blut. Damit beugt es Thrombosen vor, die mit steigendem Alter statistisch häufiger werden. Vitamin E mindert nicht zuletzt Hitzewallungen, denn es ähnelt in seiner chemischen Zusammensetzung dem Hormon Östrogen. Vitamin E ist in beträchtlichen Dosen in Weizenkeim-, Distel- und Sonnenblumenölen sowie in allen Nüssen enthalten.

Mineralien und Spurenelemente

Die Grundsubstanzen des Körpers, dazu gehören beispielsweise die Knochen, bestehen aus sechs lebenswichtigen Mineralien und 14 Spurenelementen. Letztere sind – wie der Name schon sagt – nur in sehr geringer Konzentration vorhanden. Ohne Mineralien

TIPP

Gönnen Sie sich kalt gepresste Speiseöle in bester Qualität! Wissenschaftler haben nachgewiesen, dass die mediterrane Ernährung mit viel kalt gepresstem Olivenöl höchst gesund ist.

könnte das Nervensystem nicht funktionieren; es gäbe keine Reizleitung. Auch für Neurotransmitter, den Hormon- und Wasserhaushalt und als Krebsschutz sind sie unverzichtbar.

Kalzium und Phosphat für Knochen und Zähne

Im Klimakterium sind vor allem die Mineralien Kalzium und Phosphat von großer Bedeutung, denn sie sind die wichtigsten Grundstoffe in Knochen und Zähnen. Ihr täglicher Bedarf an Kalzium liegt durchschnittlich bei 1000 bis 1500 Milligramm. Bis zu den Wechseljahren genügen 800 Milligramm täglich. Etwa 99 Prozent der gesamten Kaliumverwertung benötigt der Organismus allein für die Knochen.

Ein Phosphatmangel tritt nur selten auf, denn Phosphat ist in sehr vielen Lebensmitteln vorhanden. Dazu zählen Milchprodukte, die gleichzeitig wichtige Kalziumlieferanten sind: Ihren Tagesbedarf decken Sie zum Beispiel mit einem halben Liter Milch plus einem kleinen Fruchtjoghurt plus einem Joghurtdressing auf dem Salat. Oder mit einem dreiviertel Liter Milch plus einer kleinen Portion Joghurt plus reichlich Parmesan auf der Pasta. Auch Blattgemüse, Nüsse, Soja und Getreide enthalten beide Mineralien.

Nikotin, Kaffee, Alkohol und Stress belasten den Kalziumstoffwechsel, denn sie verhindern eine ausreichende Aufnahme dieses Minerals aus der Nahrung. Bei zu üppiger eiweißreicher Ernährung, beispielsweise bei einem täglichen Fleischkonsum, wird überdies wertvolles Kalzium ausgeschwemmt.

Schutz durch Bioaktivstoffe

Die Ernährungswissenschaft hat in jüngster Zeit genaueren Einblick in den hochkomplexen und faszinierenden Stoffwechsel der Pflanzen gewonnen. Dabei wurde deutlich, weshalb kein chemischer Vitamin-Cocktail eine Schüssel Salat ersetzen kann: Pflanzen enthalten unentbehrliche natürliche Substanzen, die ihnen das Überleben in einer feindlichen Umwelt sichern. Diese sogenannten Bioaktivstoffe (derzeit sind rund 30 000 bekannt) erhalten die Gesundheit der Pflanze und schützen sie vor Infektionen aller Art – eine Wirkung, die auch den Menschen zugute kommen kann.

MEHR OBST UND GEMÜSE, WENIGER FLEISCH!
Ein griffiger Slogan der Amerikaner lautet: »Take five to stay alive«, »nimm fünf und bleib gesund«. Machen Sie es nach: Fünf Portionen Gemüse und Obst aus der »Ampelkoalition« Rot-Gelb-Grün pro Tag liefern alle notwendigen Vitalstoffe.

Die für uns wichtigsten Fähigkeiten der Bioaktivstoffe sind ihre krebsabwehrende Funktion und ihre schützende Wirkung gegen Herz-Kreislauf-Erkrankungen. Außerdem stärken sie das Immunsystem, senken den Cholesterinspiegel und steigern obendrein die Vitalität. Doch bioaktive Pflanzenstoffe können noch mehr: Ohne sie würden unsere Lebensmittel alle gleich und ziemlich fade schmecken. Sie sorgen nämlich für die unvergleichlichen Aromen von Kräutern und Gewürzen, Obst- und Gemüsesorten. Die Bioaktivstoffe sind in Wahrheit Duft- und Geschmacksstoffe, Farbstoffe und Enzyme.

Das Trinken nicht vergessen

Wasser – ein echtes Lebenselixir! Wasser ist mehr als ein Durstlöscher! Wasser weckt die Lebensgeister! Solche Sätze sind immer wieder zu lesen, seit Studien bestätigten, dass ein Großteil der Menschen viel zu wenig Flüssigkeit zu sich nimmt. Dazu gehören auch Frauen während oder jenseits der Wechseljahre. Mindestens zwei bis zweieinhalb Liter sollten Sie täglich trinken, beim Sport oder wenn Sie viel schwitzen noch mehr. Am besten sind Tees, Fruchtsäfte (ungesüßt!) mit Mineralwasser gemischt oder Wasser. Deutsches Leitungswasser wird von der Deutschen Gesellschaft für Ernährung als guter Durstlöscher sogar empfohlen.

Jede Körperzelle wechselt pro Stunde mehrere Hundert Mal ihren Wasseranteil aus, der jenseits der 50 auf bis zu 70 Prozent sinkt. Dieser natürliche Vorgang ist zwar nicht zu verhindern, doch mit ausreichender Flüssigkeitszufuhr können Sie entgegenwirken und einen gewissen Ausgleich schaffen, um

> die Nieren in ihrer Tätigkeit als »Klärwerk« des Körpers zu unterstützen: Sie halten den Stoffwechsel konstant und reinigen das Blut, rund dreihundert Mal pro Tag;

> die Elastizität des Bewegungsapparates zu erhalten: Beispielsweise kann die Bandscheibe spröde werden und deshalb ihre Aufgaben nicht mehr voll erfüllen;

> die Schleimhäute geschmeidig und feucht zu halten: Damit beugen Sie in den Wechseljahren häufiger auftretenden Blasenreizungen und -infektionen vor.

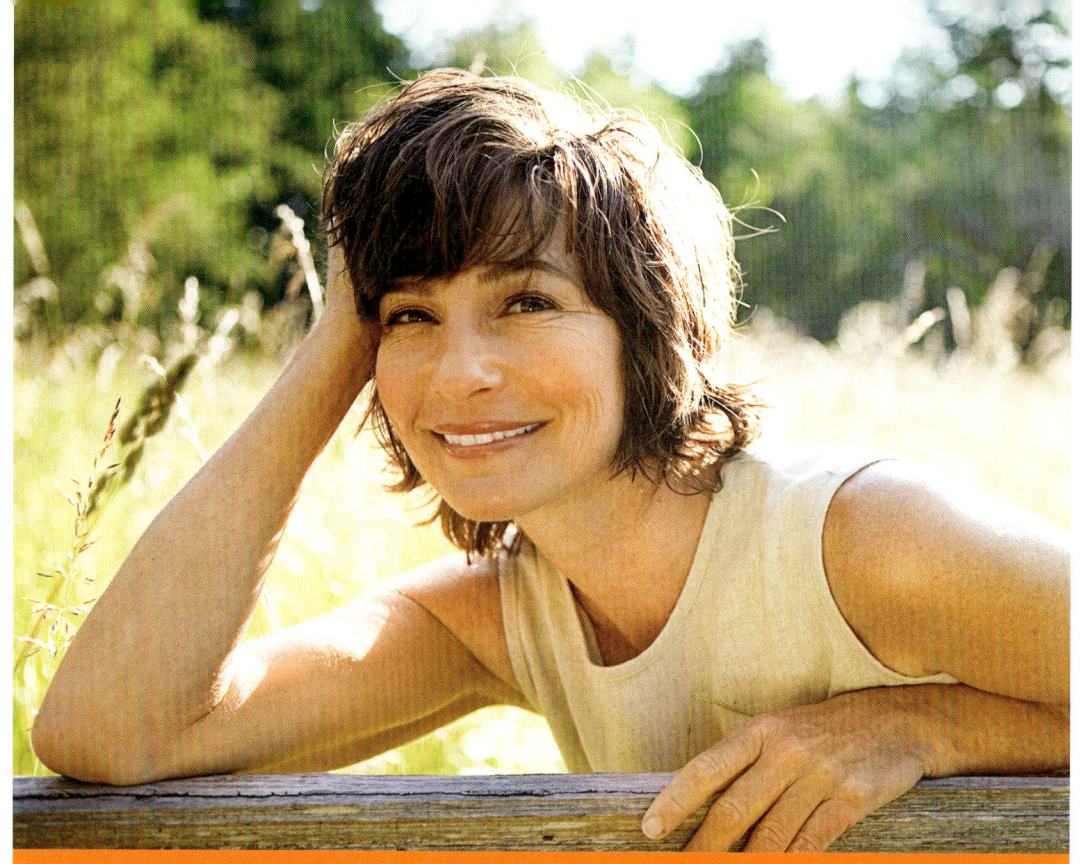

Sie sind so schön, wie Sie sich fühlen

»**Bin ich schön?**« Welche Frau hat sich das beim Blick in den Spiegel noch nicht gefragt! Doch was ist eigentlich Schönheit? Ein objektives Maß für diesen höchst subjektiven Wert gibt es sicher nicht. Schön beziehungsweise attraktiv wirken bei genauem Hinsehen vor allem jene Menschen, die gepflegt, interessant, eigen, selbstbewusst, lebendig und auf persönliche Weise reizvoll sind. Das ist nicht gleichbedeutend mit sexuell aufreizend, wenngleich auch die erotische Ausstrahlung eine Rolle spielen kann.

Jeder weiß es: Schönheit kommt von innen und ist nicht abhängig von glatter Haut oder modischer Kleidung. Kein Schönheitschirurg und keine noch so teuere Kosmetik, kein Designerkleid und nicht das exquisiteste Accessoire können dazu verhelfen, Sie authentisch wirken zu lassen – wenn Ihnen innere Zufriedenheit und Ausgeglichenheit fehlen. Und doch trägt das äußere Erscheinungsbild ganz wesentlich zur positiven Ausstrahlung jedes Menschen bei. Denn erst wenn Sie sich in Ihrer Haut wohlfühlen und wenn Sie sich selbst gefallen, dann steigt Ihr Selbstwertfühl. Und das strahlen Sie aus!

ENTDECKEN SIE IHRE SCHÖNHEIT!
Ist Ihre Nase »zu« groß? Sind Ihre Waden »zu« stramm? Kann sein, aber betrachten Sie doch einmal ganz bewusst Ihre schönen Seiten!

Typgerecht gekleidet

Die meisten Frauen haben mit den Jahren ihren eigenen Stil gefunden und sind im Großen und Ganzen zufrieden mit ihrem Äußeren. Doch die Veränderungen in den Wechseljahren können dem Selbstbewusstsein manchmal einen unerwarteten Dämpfer versetzen. Dabei genügen oft schon ein paar simple Anregungen, um über solche »Hänger« hinwegzukommen.

Welche Farbe passt zu Ihnen?

Einerlei, wonach Sie sich bei der Auswahl Ihrer Kleidung richten, einige Grundprinzipien gibt es, die von jeglicher Mode unabhängig und zeitlos gültig sind:

> Ton in Ton oder aufeinander abgestimmte, milde Farben wirken klassisch und geschmackvoll. Starke Kontraste können lebhaft, aber auch leicht grell wirken und passen daher eher zu einer entsprechend starken Persönlichkeit.

> Helle Farben sind freundlich und ansprechend, doch ohne zusätzliche kontrastierende Farbtupfer, etwa bei den Accessoires, wirken sie eher langweilig und blass.

> Dunkle Farben wirken ernst, konservativ und mitunter auch düster. Das gilt – je nach Hauttyp – auch für das an sich zeitlose und klassisch-elegante Schwarz.

> Große und bunte Muster fallen auf. Sie stehen in der Regel nur Personen, die ihre Kleidung richtig »ausfüllen«: mit Präsenz und Ausstrahlung.

Stoffe und Schnitte mit dem gewissen Etwas

Auch Textilien haben je nach Web- oder Strickart, Material und Oberfläche einen besonderen Charakter:

> Glatte Stoffe wie etwa Seide wirken distanzierend, wollige oder faserige eher behaglich.
> Besonders feminin sind auf Taille geschnittene Kleider und Röcke. Figurbetonende Teilungsnähte zeichnen die Konturen des Körpers nach und schmeicheln so gut wie jeder Figur.
> Betonen Sie mit Ihrer Kleidung Ihre »Schokoladenseite«. Damit lenken Sie von den ungünstigen Körperzonen ab.
> Maßschneidereien sind heute wieder in Mode gekommen. Wählen Sie für Sie charakteristische Stoffe aus und lassen Sie nach Ihren eigenen Vorstellungen ein paar Teile anfertigen. So verwirklichen Sie Ihren persönlichen Stil.

Reife Haut braucht gute Pflege

Ihre Haut bleibt auch in den Wechseljahren gesund und frisch, wenn Sie sie regelmäßig pflegen. Sie braucht jetzt allerdings fetthaltigere Cremes als in den Jahren davor. Damit verhindern Sie, dass die obersten Hautschichten austrocknen, und beugen Trockenheitsfältchen wirksam vor. Der allgemeine Alterungsprozess der Haut lässt sich zwar letztlich nicht vermeiden, aber vorbeugend können Sie doch einiges tun: Reinigen Sie abends Gesicht und Hals gründlich mit einer milden Lotion. Cremen Sie sich zweimal täglich mit Feuchtigkeitscreme für die reife Haut ein; sie enthält höhere Fettanteile. Gelegentliche kosmetische Behandlungen sind entspannend und wirken nachhaltig pflegend.

Extrem störende Mimikfalten, wie etwa Zornes- oder Kummerfalten auf der Stirn, lassen sich komplikationslos mit Hyaluronsäure unterspritzen. Hyaluronsäure ist eine körpereigene Substanz, die in hoher Menge in der Haut vorhanden ist. Mit zunehmendem Alter baut sich der Säureanteil allerdings ab. Die Folge: Die Haut wird trockener und verliert an Elastizität. Mit der biotechnologisch hergestellten Hyaluronsäure lässt sich das ausgleichen. Nach einer Injektion etwa in die Stirnfalten (ab ca. 250 Euro) sehen Sie gleich frischer aus!

Schutz vor UV-Strahlen

Schützen Sie sich vor zu starker Sonneneinstrahlung. Tragen Sie Hüte mit breiten Krempen (sie stehen vielen Frauen sehr gut) und verwenden Sie Cremes mit hohem Lichtschutzfaktor für Gesicht, Schultern, Arme und Dekolleté. Selbstbräuner verhelfen Ihnen auf hautschonende Weise zu frischem Aussehen. Verzichten Sie im Interesse Ihrer Hautgesundheit grundsätzlich auf Sonnenbäder und das Solarium, denn starke UV-Strahlen lassen die Haut nicht nur schneller knittern, sondern können bei zu häufiger Einwirkung nachweislich Krebs auslösen.

Achten Sie vor allem auch auf eine vitalstoffreiche Ernährung. Sie ist die Basis für eine gesunde Haut und für schönes Haar.

Schönes Haar – keine Zauberei

Ergrauendes Haar braucht nicht unbedingt eine andere Pflege als in den Jahren zuvor. Folgende Grundregeln für schonende Haarpflege gelten in jedem Lebensalter: Verwenden Sie immer ein mildes Shampoo, rubbeln Sie die Kopfhaut nicht zu stark und stellen Sie den Föhn nicht auf die höchste Stufe. Wenn Sie sich mit Kaltluft föhnen, glänzt das Haar noch mehr!

Wer seine grauen Haare färben möchte, sollte die Färbung nie mit einer Dauerwelle kombinieren, denn zwei chemische Behandlungen auf einmal strapazieren die Haare zu stark. Sie trocknen aus und können im Extremfall brechen. Weißes Haar nimmt übrigens Natur-Haarfarben leider weniger gut an. Dafür kann es – typgerecht geschnitten und gestylt – sehr schön und edel aussehen. Probieren Sie aus, ob Sie sich so gefallen.

Medizinische Hilfe bei Haarausfall

Für Haarausfall gibt es bei Frauen verschiedene Ursachen. Die Medizin kann jedoch nur in einem einzigen Fall helfen: Bei erhöhtem Androgenspiegel (männliche Geschlechtshormone, die auch im Körper der Frau vorkommen) gleichen Östrogene (ab Seite 108) in Tablettenform oder als Gel den Hormonhaushalt aus. Übermäßige Körperbehaarung, wie etwa ein Damenbart, bildet sich dann zurück und der Haarausfall wird gestoppt.

TIPP

Auch wenn Sie keine grauen Haare haben möchten, muss nicht gleich gefärbt werden. Lassen Sie Strähnen in Ihrer natürlichen Haarfarbe machen. Bei hellem Naturton werden gute Effekte mit Strähnchen in verschiedenen Nuancen erzielt.

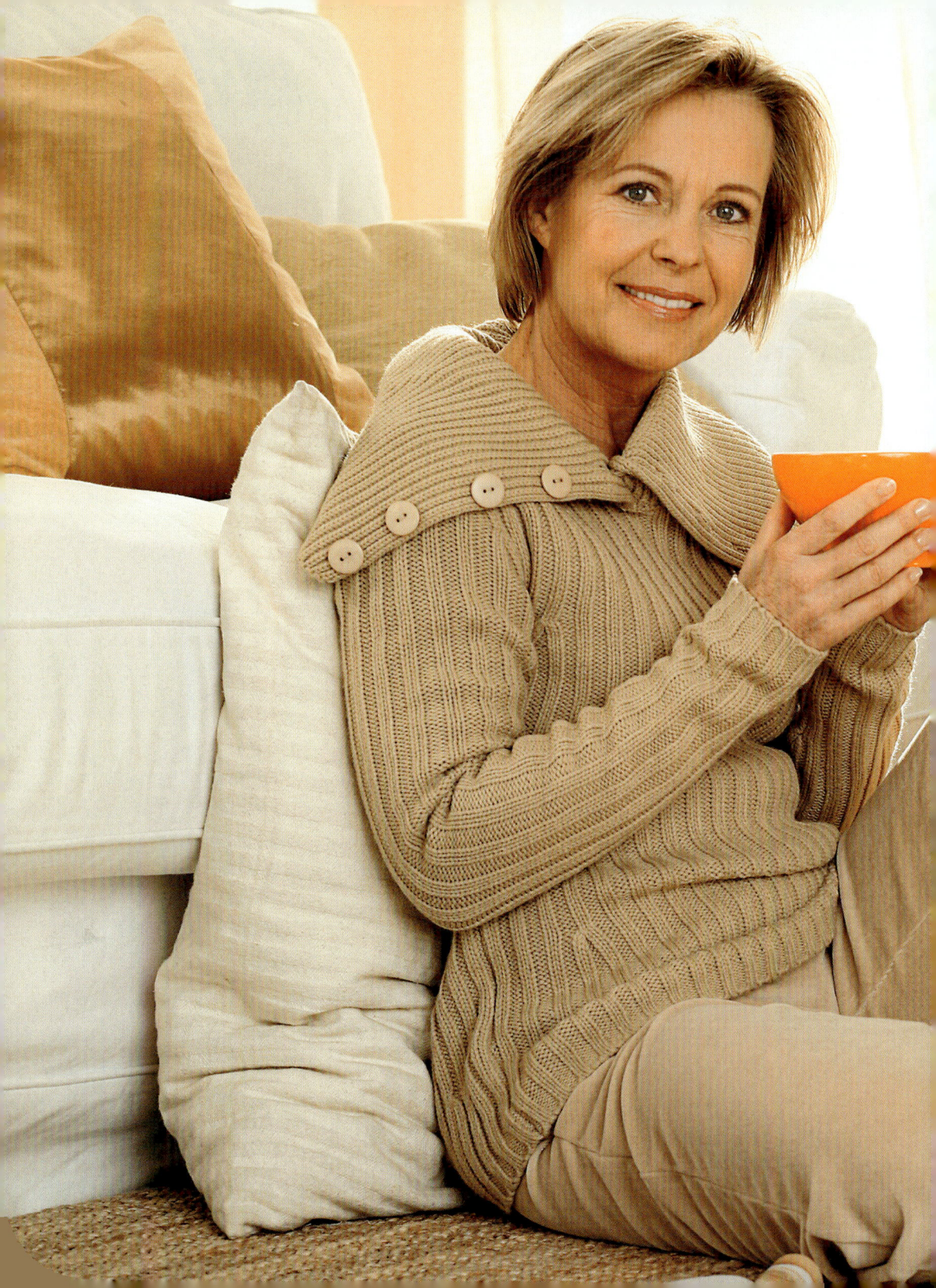

KÖRPER UND SEELE IM EINKLANG

Auch die Seele braucht Streicheleinheiten, um im Lot zu bleiben. Werden Sie sich Ihrer neu gewonnenen Freiheit bewusst, das bereichert Ihre Wechseljahre.

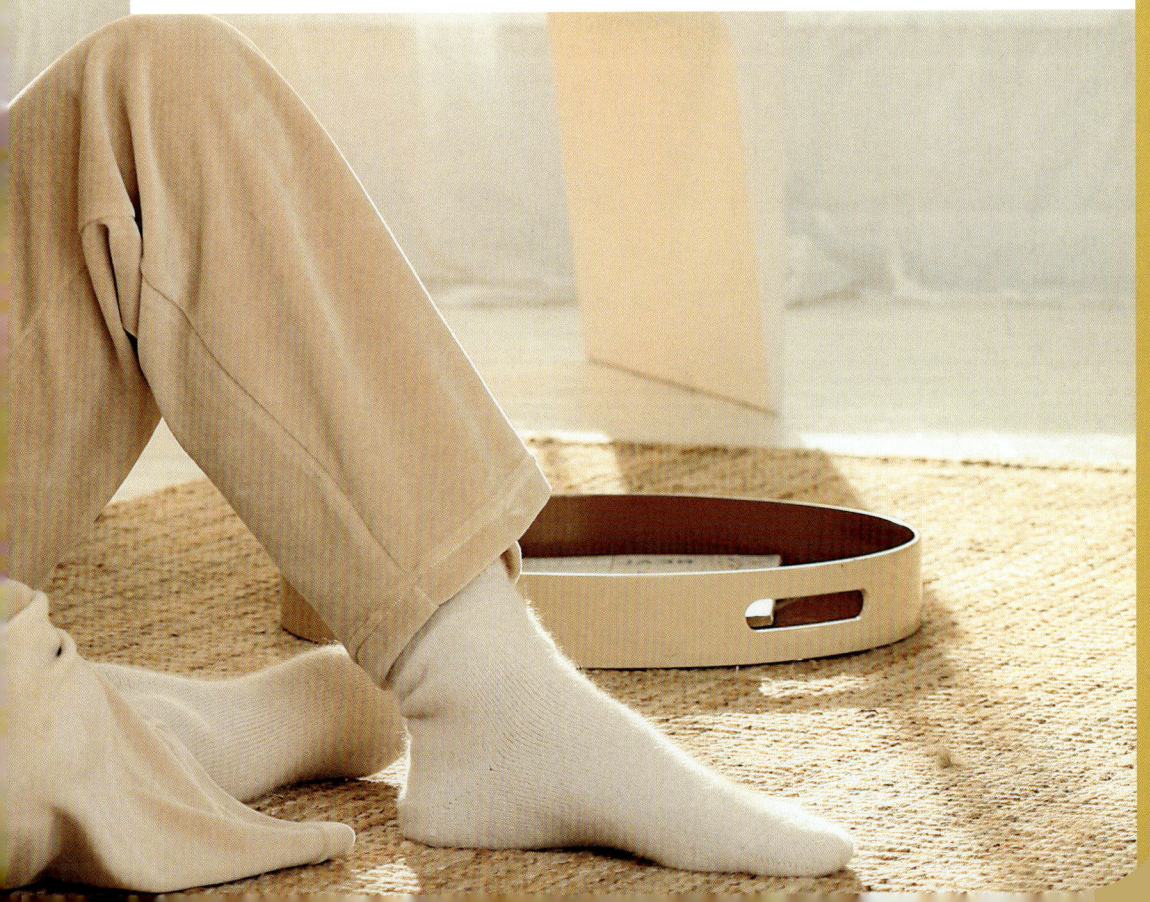

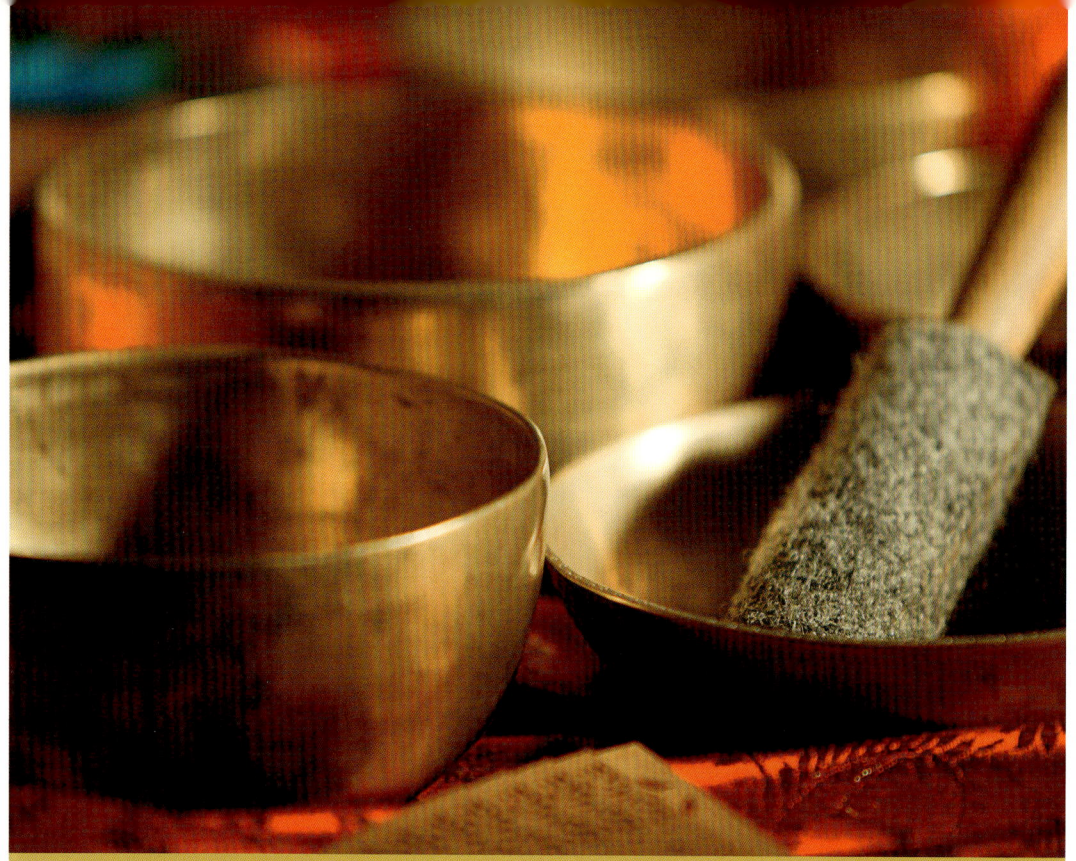

Kommen Sie zu Besinnung und Ruhe

In den körperlich-seelischen Turbulenzen der Wechseljahre sollten Sie sich immer wieder Zeit nehmen, um über Ihren Lebensplan nachzudenken, was Sie bisher verwirklichen konnten und was Sie eventuell noch umsetzen wollen. Suchen Sie sich einen bequemen Ort, vielleicht mit einer Tasse Tee oder einem Glas Wein, und lassen Sie Ihren Gedanken freien Lauf. Spontan auftauchende Erinnerungen und Gefühle könnten wichtige Hinweise geben – deshalb sollten Sie ihnen nachgehen.

Auf die Erkenntnisse und Denkanstöße, die das Ergebnis Ihrer eigenen Lebenserfahrung sind, können Sie später immer wieder zurückkommen und sie erneut reflektieren. Viele Frauen finden es hilfreich, ein Tagebuch zu führen und darin festzuhalten, was ihnen jetzt und für die Zukunft wichtig ist. Vielleicht möchten auch Sie notieren, was Ihnen guttut und was Mut macht, aber auch was Sie zu verändern gedenken. Auf diese Weise füllen sich kleine lebensphilosophische »Schatzkästchen«, aus denen sich noch Jahre später schöpfen lässt.

Sprechen hilft – zuhören auch

Die meisten Frauen haben, worum Männer sie nicht selten insgeheim beneiden: die beste Freundin, mit deren Zuspruch und Hilfe nicht nur Alltagsdinge, sondern auch die ganz persönlichen Klippen des Lebens leichter zu umschiffen sind. Dabei sind das Wichtigste an einer guten Freundschaft weder professioneller Sachverstand noch wohlgemeinte Ratschläge, sondern ganz einfach: zuhören können. Aufmerksamkeit, Respekt und Verständnis sind in der Tat die wichtigsten Merkmale eines guten Gesprächs. Eine gute Freundin wird Ihnen ohne Weiteres zutrauen, dass Sie Ihr Problem selbst lösen können, aber dennoch Stütze sein, wenn Sie sich schwach fühlen. Und Sie werden sehen, dass tatsächlich oft schon das Gespräch, das Vertrauen und die Zuversicht Ihrer Gesprächspartnerin genügen, um selbst die Richtung herauszufinden, in die es weitergehen soll.

Gemeinsam geht es besser

Selbsthilfegruppen stellen eine professionalisierte Form der freundschaftlichen Gespräche dar. Sie haben sich schon in allen erdenklichen Lebenslagen bewährt. Einer solchen Gruppe können Sie sich anschließen, wenn Sie mit mehreren Frauen gemeinsam ein Problem angehen und aktiv eine Lösung dafür suchen wollen, die Sie allein nicht finden konnten. Das verbindende Thema kann eine Krankheit sein oder ein Lebensthema, wie es die Wechseljahre sind. Bei den Gesprächen profitieren Sie von den Erfahrungen anderer und können umgekehrt Ihre eigenen helfend beisteuern.

TIPP

Wissenschaftliche Untersuchungen haben ergeben, dass feste Sozialkontakte sowohl im Privat- als auch im Berufsleben die körperliche und seelische Gesundheit stabilisieren helfen. Es lohnt sich also, für Beziehungen etwas zu tun. Denn: Einsamkeit macht tatsächlich krank!

Selbsthilfegruppen – eine Option

Selbsthilfegruppen finden sich regelmäßig an einem neutralen Ort zum Gespräch zusammen. Die Treffen sollen nicht zu privat werden, sondern eine gewisse Neutralität behalten. Damit grenzen sie sich auch vom Gespräch unter Freundinnen ab. Zu solchen Gruppen gehören in der Regel nur selbst Betroffene. Manchmal werden jedoch auch Experten zu bestimmten Schwerpunktthemen eingeladen, beispielsweise um über Depressionen und Ängste oder über Hormontherapien und entsprechende Alternativen zu referieren. Nach diesen Fachvorträgen haben Sie im Normalfall die Möglichkeit, auch sehr persönliche Fragen zu stellen. Kontakte zu Selbsthilfegruppen zum Thema Wechseljahre finden Sie im Internet (Adressen Seite 123), über Ihr örtliches Gesundheitsamt oder über Ihre Frauenärztin/Ihren Frauenarzt.

Die Kunst zu entspannen

Wer ängstlich ist und sich unsicher fühlt, spürt über kurz oder lang psychische Anspannungen und schmerzhafte körperliche Verspannungen. Deshalb bestehen bei Ärzten und Therapeuten auch keinerlei Zweifel daran, dass die in unserer Leistungsgesellschaft so weit verbreiteten Rückenschmerzen meistens auf seelischen Druck oder psychische Überforderung zurückzuführen sind.

GU-ERFOLGSTIPP   BLEIBEN SIE GELASSEN!

> Sehen Sie Wartezeiten als willkommene Zwangspausen an: zum Tagträumen, zum Beobachten der unterschiedlichen Menschentypen und ihren Verhaltensweisen in der Warteschlange oder um sich an positive Erlebnisse zu erinnern. Lassen Sie Ihrer Fantasie einfach freien Lauf.

> Immer wiederkehrende Handgriffe müssen nicht unbedingt abstumpfend sein. Entdecken Sie in der Monotonie einfach deren verborgenen meditativen Wert: Sie können Ihre Gedanken nach Belieben wandern lassen.

Dabei spielt es keine Rolle, dass sich die Betroffenen – in überwiegender Zahl sind es Frauen – durch überzogene Erwartungshaltungen oft sogar selbst hineinmanövrieren.

Es liegt nahe, dass auch eine so grundlegende Lebensumstellung wie das Klimakterium derlei Beschwerden verursachen kann: innere Unruhe, Unsicherheit, Gereiztheit, Anspannung – mit den entsprechenden körperlichen Begleiterscheinungen wie Muskelverspannungen, Kopf- und Rückenschmerzen, Migräne oder Magen-Darm-Beschwerden. Doch dagegen können Sie etwas tun! Legen Sie regelmäßig, möglichst sogar stündlich, eine kleine Verschnaufpause ein. Folgende Mini-Übung beugt stressbedingten Verspannungen vor: Schließen Sie die Augen, atmen Sie tief ein und aus, richten Sie sich dann mit dem Einatmen bewusst gerade auf und senken Sie die Schultern beim Ausatmen. Hilft übrigens auch bei Hitzewallungen sehr gut.

Wege zur Entspannung

Körper und Seele gehören zusammen und beeinflussen sich gegenseitig. Deshalb bieten sich zur Entspannung auch zwei unterschiedliche Wege an: Entweder Sie lösen hauptsächlich Ihre körperlichen Spannungen. Damit lässt sich indirekt auch die Seele beruhigen. Oder Sie versuchen, in erster Linie Ihre Psyche zu stabilisieren, und beeinflussen damit indirekt Ihren Körper. Die meisten Entspannungstechniken wie etwa das autogene Training, die Progressive Muskelentspannung nach Jacobson, Pilates, Yoga oder Qi-Gong beziehen Körper und Seele ein. Durch die Wechselwirkung verstärkt sich der Prozess der Besserung. Für welche der wirkungsvollen Methoden Sie sich auch entscheiden: Es ist in jedem Fall ratsam, sie unter professioneller Anleitung zu erlernen, zum Beispiel in einem Workshop oder Kurs. Später können Sie Ihre erlernten Entspannungsübungen auch allein zu Hause durchführen. Zur Orientierung oder Vertiefung helfen oft auch Bücher (Seite 122).

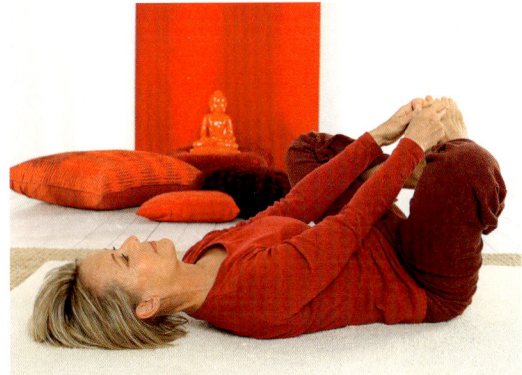

So können Sie tief in das Becken atmen: Oberkörper flach auf dem Boden, Beine in der Luft angewinkelt und locker gespreizt.

Geistig wach und entspannt

Das wussten schon die alten Römer: In einem gesunden Körper wohnt ein gesunder Geist – und beide brauchen tägliches Training. Es klingt vielleicht widersinnig, doch je wacher und flexibler Geist und Seele sind, desto entspannter können wir das Leben angehen. Wer nicht beständig sorgenvoll auf Umwelt und Mitmenschen und deren Reaktionen achten muss, kann gelassener sein. Unser Gehirn besitzt die erstaunliche Fähigkeit, durch intensivste Vernetzungen der Nervenzellen untereinander ein Leben lang in seiner Kapazität zu wachsen. Voraussetzung ist allerdings, dass es permanent und ausreichend angeregt wird. Das bedeutet nicht, dass Sie täglich die verzwicktesten Denksportaufgaben bewältigen müssen, um geistig auf der Höhe zu bleiben. Es reicht schon ein regelmäßiger Wechsel zwischen unterschiedlichen Sinnesreizen, Konzentration und Entspannung.

Programme und Übungen, mit denen Sie Ihr Denken beweglich halten, Ihr Wissen erweitern und damit lebenswichtiger Neugierde »Futter« geben, funktionieren alle ähnlich: Gezielte Sinneseindrücke regen die Aufmerksamkeit an, verschiedene Aufgabenstellungen fördern die Kombinationsgabe, neue Informationen erweitern die Merkfähigkeit. Alle Spiele, die das Kurz- und Langzeitgedächtnis trainieren, sind dafür geeignet, also anspruchsvolle Kreuzwort- und Zahlenrätsel (wie etwa das japanische Sudoku), Trivial Pursuit und Quizspiele im TV. Letzteres natürlich nur, solange Sie dabei aktiv mitraten.

Die Autosuggestion

Jeder Mensch hat die angeborene Fähigkeit, sich so intensiv in ein körperliches Befinden oder einen seelischen Zustand hineinzuversetzen, dass dieser bis zu einem gewissen Grad tatsächlich eintritt: die sich selbst erfüllende Prophezeiung. Die Wissenschaft nennt dieses Potenzial Autosuggestionskraft. Sich selbst etwas Positives einzureden, zu suggerieren, ist nicht sonderlich schwierig. Denn das, was man gerne glauben möchte, glaubt man letztlich auch. »Der Glaube versetzt Berge«, sagt der Volksmund. Autosuggestion können Sie täglich und überall auf ganz einfache Art betreiben: Wenn Sie der Welt freundlich begegnen, dann strahlt sie auch zurück. Versuchen Sie einmal, bewusst zu lächeln, und beobachten Sie dabei Ihre Gefühle. Sie werden unweigerlich freundlicher und heiterer.

Optimist oder Pessimist?

Natürlich können stützende Leitsprüche keine Probleme lösen, aber sie helfen über Zeiten der Belastung hinweg. So kann es bei einer grüblerischen Haltung und Selbstzweifeln sehr hilfreich sein, die vielen Negativ-Formulierungen des Alltags bewusst durch eine positive Sprache zu ersetzen. »Beinahe habe ich es geschafft« klingt allemal besser als »Es hat wie immer nicht geklappt«. Und Sätze wie »Allmählich geht es aufwärts« oder »Ich komme täglich ein Stück weiter voran« setzen unbewusst Energien frei, weil sie Zuversicht und Hoffnung vermitteln. Damit sind sie wertvolle Wegweiser in eine glücklichere Zukunft.

DER VATER DER AUTOSUGGESTION

Die Lehre der Autosuggestion wurde von dem französischen Apotheker Emile Coué im 19. Jahrhundert entwickelt. Er bemerkte, dass die Wirkung von Medikamenten davon beeinflusst wird, mit welchen Worten sie überreicht werden. Aus dieser Beobachtung entwickelte er den Gedanken, dass jeder Mensch durch seine eigenen Suggestionsformeln sein Wohlbefinden steigern kann.

Der Body-Scan

Gerade in den Wechseljahren fordern Körper und Seele die Kräfte jeder Frau. Damit Sie nicht unnötig Energie verbrauchen, ist eine sorgsame und liebevolle Einstellung zu sich selbst sehr hilfreich. Aufmerksamkeit und Achtsamkeit sind jedem in die Wiege gelegt. Allerdings erfordert es ein wenig Geduld und Konsequenz, diese Naturbegabungen ganz zur Entfaltung zu bringen. Da Körper und Seele so eng zusammenwirken, reagieren wir psychosomatisch. Das heißt, seelische Vorgänge wirken sich auf den Körper aus und umgekehrt (Seite 73). Die Fähigkeiten des Organismus zum Stressabbau und zur Besinnung auf sich selbst nutzen seit alters her die unterschiedlichen Meditationsschulen. Auch das wissenschaftlich ausgearbeitete und für die Entspannung sehr wirksame autogene Training, das im Bedarfsfall sogar ärztlich verordnet werden kann, bedient sich dieser Erkenntnis. Eine weit weniger bekannte Möglichkeit, die Achtsamkeit und Sensibilität von Körper und Seele zu schulen, ist der sogenannte Body-Scan, der verschiedene Elemente aus den unterschiedlichen autosuggestiven Entspannungstechniken miteinander verbindet. Body-Scan können Sie, ebenso wie Meditation und autogenes Training, in Workshops und Kursen erlernen. Die Basisübungen können Sie jedoch auch allein durchführen.

Übung für innere Balance und Harmonie

Nehmen Sie sich zumindest am Anfang eine halbe Stunde für die folgende Übung Zeit. Ideal wäre, wenn Sie täglich üben würden. Das kann abends sein, um sich anschließend sanft in den Schlaf gleiten zu lassen. Ebenso gut können Sie die Übung auch irgendwann tagsüber machen, quasi als Erfrischung zwischendurch.

> Legen Sie sich auf den Rücken; als Untergrund eignet sich eine Matte, ein Teppich oder eine feste, flache Liege. Strecken Sie die Beine aus, legen Sie die Arme locker neben den Körper und schließen Sie die Augen.

> Lassen Sie nun den Atem ruhig und möglichst unbeeinflusst fließen – nicht tiefer als sonst oder gar mit Nachdruck atmen! Respektieren Sie die natürliche Atempause nach dem Ausatmen.

> Lassen Sie zum Einstimmen in den Body-Scan Ihre Gedanken gleichmäßig kommen und gehen – wie den Atemfluss. Geben Sie keinem Gedanken Vorrang.

> Jetzt konzentrieren Sie sich bewusst auf den rechten Fuß und beleuchten wie unter einem Spot-Licht seine Befindlichkeit. Wie geht es dem Fuß: Ist er warm, tut er weh, ist er schwer? Machen Sie sich ganz in Ruhe und ohne etwas daran ändern zu wollen diesen Zustand bewusst.

> Wandern Sie nun in Gedanken und mit der gleichen Aufmerksamkeit allmählich das Bein hinauf, über das Knie bis zur Hüfte. Konzentrieren Sie sich anschließend auf den anderen Fuß und das andere Bein.

> Durchwandern Sie dann in Gedanken Ihr Becken, Ihren Rücken, den Bauch und die Brust, die Schultern, die Arme und den Nacken, den Hinterkopf, die Stirn und jeden einzelnen Teil Ihres Gesichtes bis zur Kehle.

> Mit jedem einzelnen Atemzug stellen Sie sich vor, gesunde, frische und heilsame Kraft einzuatmen. Bei jedem Ausatmen lassen Sie im Gegenzug alles Belastende, Bedrückende, Störende und Schädliche entweichen.

Wenn Sie etwas geübter sind, spüren Sie von selbst, wann Ihre Übungszeit abgeschlossen ist. Ruhen Sie noch ein wenig, kreisen Sie langsam mit den Füßen, richten Sie sich mit bewusstem Einatmen auf und treten Sie frisch und wach wieder in den Alltag ein.

Atmung ist Leben

Der Atem wird seit alters her als eine Erscheinungsform der Seele verstanden. Über die Jahrtausende haben Menschen verschiedener Kulturen unterschiedliche Techniken entwickelt, die Atmung zu beeinflussen und damit bestimmte Körper- und Bewusstseinszustände zu erreichen. Die meisten Meditations- und Bewegungsübungen werden mit Atemschulung verbunden. Beim Yoga beispielsweise gehört die Atmung zu den wichtigsten Säulen. Heute gibt es unterschiedliche Richtungen moderner Atemtherapien, die alle zu den alternativen Heilverfahren zählen. So wird beispielsweise eine eher krankengymnastische Therapie zur Behandlung von Lungen- und Bronchialkrankheiten eingesetzt. Andere Therapien zielen auf die Psychosomatik, indem sie versuchen, den natürlichen individuellen Atem zu unterstützen. Diese Form der Atempflege (Buchtipp Seite 122) schult den achtsamen Umgang mit sich selbst. Genau das brauchen Sie in den Wechseljahren.

Schaffen Sie sich eine wohlige Atmosphäre und konzentrieren Sie sich nur auf Ihre Atmung. Beim Einatmen wölbt sich der Bauch nach außen, beim Ausatmen geht er zurück. Mit Ihren Händen können Sie das erspüren.

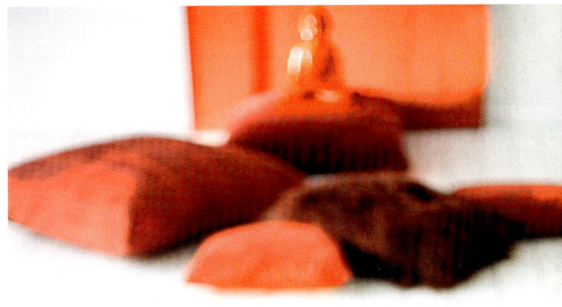

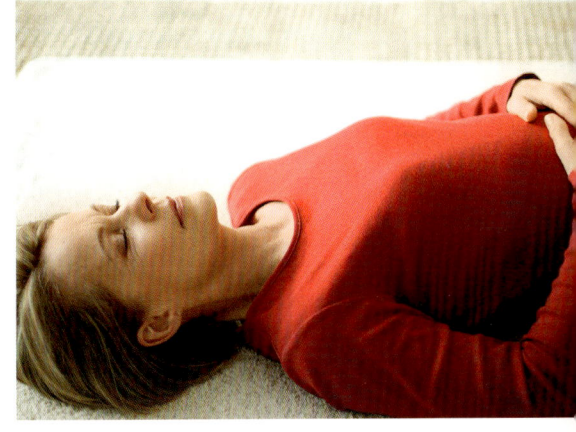

Damit die Energie frei fließen kann

Atempflege versteht sich als unterstützende Förderung der natürlichen Atmung des Menschen. Es geht nicht darum, auf bestimmte,

DER ATEM – MIT
ALLEM VERNETZT
Die Atmung reagiert un-
mittelbar auf psychische
und physische Verände-
rungen. Der Atem kann
als einzige Körperfunktion
willentlich gesteuert werden, obwohl er ständig
unwillkürlich fließt.

kontrollierte Weise ein- und auszuatmen, sondern zunächst da-rum, den Atem überhaupt erst zu erspüren. Die Aufmerksamkeit auf die innere Bewegung und Bewegtheit und auf den eigenen Atemimpuls zu richten, ist der erste Schritt. Aber auch die Be-weglichkeit an sich spielt eine große Rolle: Dazu verhelfen die Gelenke, die auf der Basis ihrer speziellen mechanischen Funk-tion erst die Grundlage für bewegliche Verbundenheit schaffen. Deshalb werden in der Atemtherapie zum Beispiel der Energie-fluss oder die innere Starre und Härte besonders an den Gelen-ken auf einer tiefen psychosomatischen Ebene erfahrbar. Das gilt im konkret körperlichen wie im übertragenen Sinn und kann auch tief sitzende Erinnerungen oder verdrängte Gefühle freiset-zen. Atempädagogen unterstützen Sie mit großer Sorgsamkeit durch gezielte massageähnliche Berührungen und Griffe an den Gelenken. Allerdings werden Sie unter den streichenden Händen kaum entspannt dösen – das verhindert schon der bekleidete Körper. Stattdessen sollen Ihre Wachheit, Ihre Achtsamkeit und Ihr Bewusstsein angeregt und die gestörte Atemenergie wieder in Gang gesetzt werden.

Atemtherapie – ein Prozess

Atemtherapie ist nicht als kurzfristige Hilfsmaßnahme gedacht, sondern leitet vielfach einen längerzeitigen Entwicklungsprozess ein, sich im eigenen Leib und in der Umwelt bewusster erleben zu können. Sie kann deshalb gerade in Umbruchphasen des Lebens wie den Wechseljahren wertvolle Anregung bieten. Denn bei einer solchen Therapie wird sehr deutlich, dass Körper und Seele ein untrennbares Ganzes ergeben. Den Atemfluss zu spüren, ihm nachzugehen, ganz allmählich nicht mehr nur in den Brustkorb, sondern in den Beckenboden atmen zu können: Bei diesem Pro-zess erleben Sie bewusst, wie Blockaden abgebaut werden und die natürliche Energie wieder frei zu fließen beginnt.
Atemtherapeuten (Adressen finden Sie im Internet) sind fast im-mer medizinisch gut vorgebildet. Dennoch sollten Sie bei chroni-schen Leiden wie etwa Asthma oder Bluthochdruck unbedingt darauf achten, sich zuvor ärztlich untersuchen zu lassen.

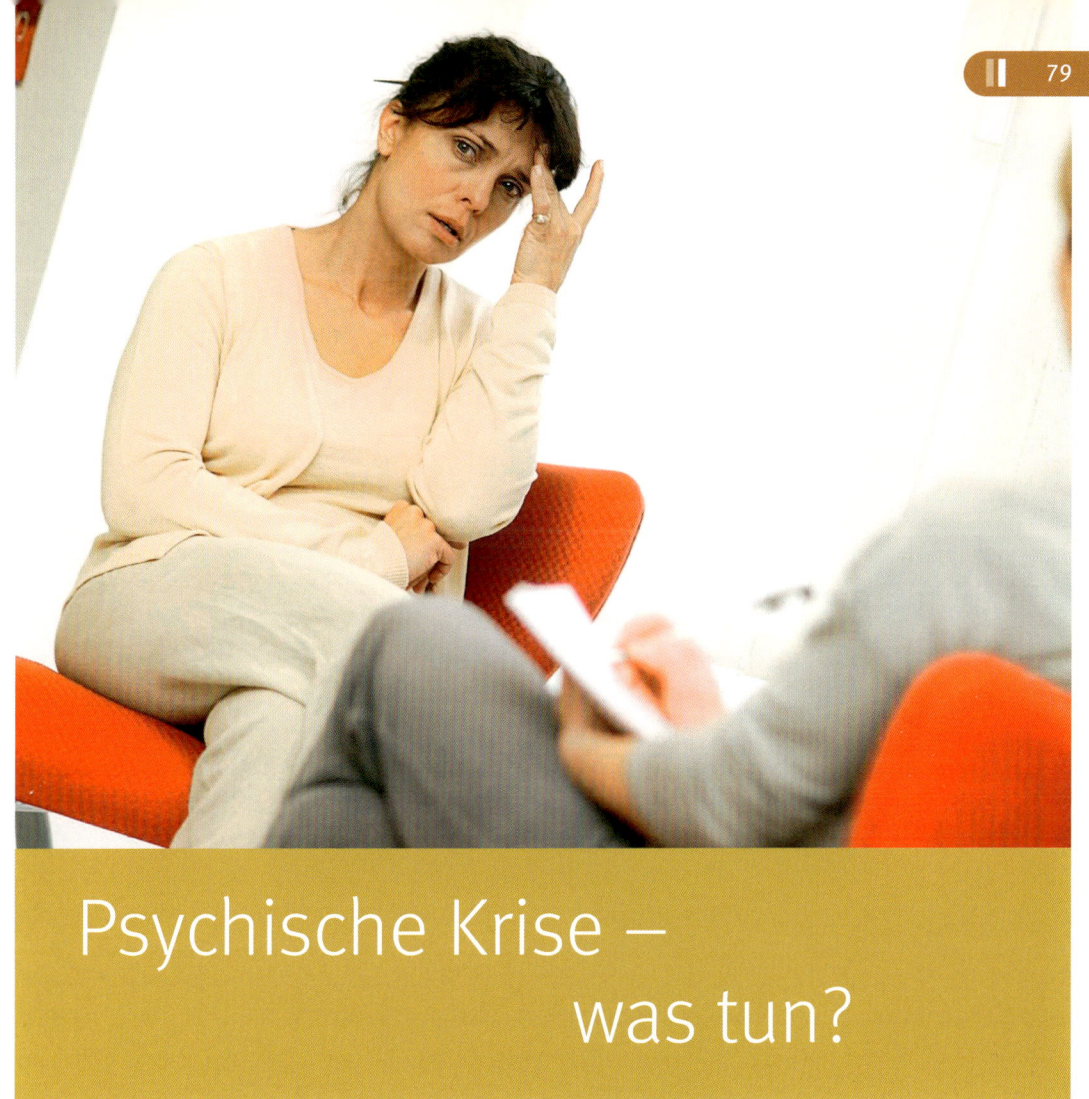

Psychische Krise –
was tun?

Viele Frauen sehen den Wechseljahren nur deshalb sorgenvoll entgegen, weil sie von tiefen Depressionen gehört oder gelesen haben. Glücklicherweise treten diese nur selten auf. Viel häufiger sind dagegen kurzfristige Stimmungsschwankungen, die – zugegeben – gleichwohl arg zu schaffen machen können. Wechseljahre sind eben Jahre der Neuorientierung. Scheuen Sie sich nicht, professionelle Hilfe in Anspruch zu nehmen. Bei der Einnahme von Glückspillen ist dagegen Vorsicht geboten.

Loslassen und gewinnen

Frühere Generationen hatten ein ganz anderes Frauenbild als wir heute – und dieses spielt bei aller Emanzipation immer noch eine Rolle. Das beginnt schon bei uns Frauen selbst: Sogar in heutiger Zeit fällt es Frauen noch oft schwer, ihre Interessen auf die gleiche Wertestufe zu stellen wie die des Partners, der Kinder oder anderer Mitmenschen. Dabei heißt Gleichberechtigung doch nichts anderes, als allen ihre Interessen gleichermaßen zuzugestehen – also auch sich selbst! – und sie nötigenfalls im Kompromiss auszuhandeln. Weder Eltern noch Partner, Kinder, Enkel oder sonst irgend jemand haben daher »von Natur aus« die Erlaubnis, sich über Ihre persönlichen Grenzen – bestenfalls gedankenlos – hinwegzusetzen und Sie einzuengen.

Zwischen familiärer Bindung und Unabhängigkeit

Als hätten Mütter in den Wechseljahren nicht schon genug zu verarbeiten, kommt für sie häufig auch noch die Pubertät der Kinder oder deren Ablösung vom Elternhaus hinzu. Sei es, dass sie ein Studium in einer anderen Stadt antreten oder mit Freund oder Freundin eine eigene Wohngemeinschaft gründen. Diese Ereignisse sind meist von zwiespältigen Gefühlen begleitet: So angenehm es zeitweilig auch sein kann, den Nachwuchs nicht mehr ständig begleiten und beraten zu müssen – es geht ein Stück Teilnahme am Leben der Kinder verloren.

Vielleicht erinnert Sie das Flüggewerden Ihrer Kinder an Ihre eigene Jugend: wie verloren Sie anfangs in der ersten eigenen Wohnung waren, wie ängstlich Sie ihre erste Arbeitsstelle antraten… Unbewusst möchten Sie den Kindern solche Erlebnisse (aus denen sie im Normalfall bekanntlich gestärkt hervorgehen!) ersparen und versuchen, sie noch eine Weile zu Hause zu beherbergen. Manchen jungen Leuten kommt das sogar entgegen. Sie genießen geradezu die mütterliche Rundumversorgung und halten wenig von der herausfordernden Kehrseite der eigenen Abnabelung. »Hotel Mama« sagt alles! Ob Sie sich und Ihren Kindern damit jedoch einen Gefallen tun? Versuchen Sie, familiäre Gebundenheit und persönliche Unabhängigkeit auszubalancieren.

EINE BUDDHISTISCHE WEISHEIT

Hänge nicht der Vergangenheit nach, verweile mit dem Geist nicht in der Zukunft. Denn die Vergangenheit existiert nicht mehr, die Zukunft aber ist noch nicht angebrochen.

Wenn Sie bisher ein eigenständiges Leben gewohnt waren, wird es Ihnen nicht allzu schwer fallen, sich neue Freiräume zu erschließen. Wenn Sie sich jedoch bisher ganz der Familie oder Partnerschaft untergeordnet haben, wird es nicht so leicht sein, Ihre Grenzen zu setzen und sie konsequent zu vertreten. In diesem Fall können Sie in Selbsthilfegruppen (Adressen Seite 123), Familienberatungsstellen oder gegebenenfalls auch in einer Gesprächs- oder Paartherapie Unterstützung und Entlastung finden.

Fruchtbare Veränderungen

Womöglich waren Sie – wie viele Frauen – lange Zeit der Doppelbelastung Familie und Beruf ausgesetzt. Sie haben sich jederzeit in jeder Position behauptet und wie selbstverständlich immer »funktioniert«. Durchaus begreiflich, dass Sie erst allmählich Ihre eigenen Bedürfnisse (wieder) erkennen und neu einordnen müssen. Machen Sie sich bewusst: Die Wechseljahre sind Jahre des Umbruchs, in denen Sie höchstwahrscheinlich Verantwortung abgeben, dafür aber neue Freiheiten gewinnen. Von diesen richtig Gebrauch zu machen, ist nicht zwangsläufig einfach.

> Seien Sie ruhig egoistisch. Das tut gut – Ihnen und Ihrer Umwelt. Denn Sie bauen Selbstbewusstsein auf.
> Überdenken Sie kritisch, was Sie von sich erwarten. Sie sind nicht Ihr Leben lang auf strengste Pflichterfüllung abonniert.
> Nutzen Sie Ihre Erfahrungen und Ihre Kraft für neue Aufgaben. Sie gehören nämlich zu den »Best Agern«.
> Versuchen Sie, Ängste und Vorurteile zu überwinden. Dann werden Sie voller Neugier an den Veränderungen arbeiten, die Ihre neue Lebensphase mit sich bringt.

Psychotherapie – oft ein sinnvoller Weg

In den Wechseljahren können seelische Krisen auftreten, die einer professionellen Unterstützung bedürfen. Natürlich ist es nicht immer einfach zu sagen, ab wann genau eine Psychotherapie sinnvoll und angebracht ist. Wenn Sie selbst einfach nicht mehr weiterwissen, wenn Traurigkeit, Antriebslosigkeit, Gereiztheit oder Ängste überhand nehmen, sollten Sie diese Möglichkeit

TIPP

In der Tiefenpsycholo-
gischen Therapie können
Sie sich auf ein spezielles
Thema konzentrieren, etwa
auf das Älterwerden oder
die Weiblichkeit. Diese
Variante der Behandlung
heißt Fokaltherapie und
führt meist besonders
schnell zum Erfolg.

zumindest in Betracht ziehen. Ein beratendes Erstgespräch mit einer Psychotherapeutin oder einem -therapeuten bedeutet noch keine Therapieverpflichtung.

Die Wahl des Therapeuten und des von ihm praktizierten speziellen Verfahrens hängt sowohl vom Problem selbst als auch von Ihren eigenen Vorstellungen und Bedürfnissen ab. Häufig eignen sich Therapieverfahren besser, die die gesamte bisher durchlebte Lebensspanne mitsamt den Ressourcen und Kompetenzen, eingefahrenen Mustern und unbewussten Konflikten einbeziehen, als Verfahren, die ausschließlich und handfest lösungsorientiert das »Hier und Heute« betrachten. Zwei häufig eingesetzte Therapieformen, die sich bei seelischen Krisen in den Wechseljahren bewährt haben, stelle ich Ihnen hier vor: die Tiefenpsychologische Therapie und die Sexualtherapie.

Tiefenpsychologische Therapie

Die Tiefenpsychologische Gesprächstherapie ist ein Klassiker der Psychotherapie. Sie wird, mit modernen Erkenntnissen angereichert, vor allem bei Depressionen, Ängsten und schweren psychischen Belastungssituationen sehr erfolgreich eingesetzt. Die Tiefenpsychologie geht davon aus, dass das menschliche Bewusstsein nur einen Ausschnitt des Seelenlebens darstellt. Denn es ist auch eine unbewusste Seite vorhanden, die – manchmal auf höchst unerwünschte Weise – Einfluss ausüben kann.

Wenn Erlebnisse oder Konflikte im bisherigen Verlauf des Lebens nicht verarbeitet werden konnten und in zufällig ähnlichen Situationen wieder aktiviert werden, können sie sich als störende Muster bemerkbar machen. Dann wird aus einer an sich normalen Alltagssituation plötzlich ein Problem, das man sich nicht erklären und das man nicht selbst bewältigen kann. Ein recht einfaches Beispiel zur Verdeutlichung: Wenn Sie sich in den Wechseljahren ohne ersichtlichen Grund tieftraurig und niedergeschlagen fühlen, so könnte das damit zusammenhängen, dass in Ihrer Familie das Älterwerden immer als etwas Negatives angesehen wurde. Die Tatsache, dass Sie selbst älter werden, bewerten Sie nun dem alten Erfahrungsmuster entsprechend ebenfalls negativ.

Probleme entschlüsseln – neue Einsichten umsetzen

In der therapeutischen Arbeit versucht man, erst einmal das Heute so genau wie möglich zu verstehen, bevor man dann an tieferliegende Wünsche und alte Erinnerungen anknüpft. Dabei können Träume sehr hilfreich sein, denn sie gelten als wichtige Bilder des Unbewussten, in denen sich in verschlüsselter Form Wünsche und Ängste äußern. Eine Tiefenpsychologische Therapie erfordert einigen persönlichen Einsatz, um die erarbeiteten Einsichten erfolgreich umsetzen zu können. Sie ist aber gerade deshalb besonders hilfreich, weil sie zwischen früher und heute einen Bogen schlägt und damit hilft, bislang verdeckte Facetten der Persönlichkeit zu erschließen und zu integrieren.

Alle gesetzlichen Krankenkassen kommen für therapeutische Gesprächssitzungen auf – auch für Erstgespräche – , sofern Sie auf deren Therapeutenliste zurückgreifen. Fordern Sie sie direkt an oder fragen Sie Ihre Ärztin. Auch bei der Kassenärztlichen Vereinigung liegen entsprechende Listen vor.

Sexualtherapie

Lust und Frust klingen nicht nur ähnlich, sondern liegen oft nahe beieinander – nämlich in einem Bett. Die Sexualtherapie richtet sich daher grundsätzlich an beide Partner, selbst wenn nur einer von beiden unglücklich ist. Und das sind in heterosexuellen Beziehungen traditionell meistens die Frauen. Allerdings sind sie auch mutiger, professionelle Hilfe in Anspruch zu nehmen.

Dass die Lust aufeinander sich mit der Zeit verändert, wissen alle (Liebes-)Paare. Doch es kann passieren, dass sich damit auch das Interesse am Partner still und heimlich verabschiedet. Dies setzt einen Kreislauf in Gang, an dessen Ende sich sexuelle Lustlosigkeit und Schweigen ausbreiten. Sexualtherapie soll diese Prozesse anhalten und umkehren. Dazu nutzen die Therapeuten die altbekannte Erfahrung, dass Entzug die Sehnsucht schürt: Sex ist in der Anfangszeit der Therapie verboten! In einer Sitzung bekommen Sie Anleitungen, bewusst zärtlich miteinander umzugehen. Beim nächsten Termin wird besprochen, wie Sie sich selbst und den anderen erlebt haben und welche Gefühle Sie bewegten.

HAUSAUFGABEN FÜRS SCHLAFZIMMER
In der Sexualtherapie bekommen Sie »Hausaufgaben«: Diese sorgen dafür, dass Sie sich zu Hause – vor allem im Ehebett – nicht Ihrem Problem entziehen.

Je sensibler Sie auf sich und Ihren Partner eingehen, desto tiefer können Sie füreinander empfinden. Und desto schneller werden Sie gemeinsam das dichte Netz von Unlustgefühlen entwirren.

Was ist der wahre Grund?

Sexualstörungen stehen in den meisten Fällen mit Spannungen oder Konflikten innerhalb der Beziehung in Verbindung. Wenn ein tiefer gehendes Zerwürfnis besteht, kann eine intensive Paartherapie mit tiefenpsychologisch ausgerichteten Gesprächen erforderlich werden. Darin geht es dann schwerpunktmäßig nicht um Sexual-, sondern um Beziehungsprobleme.

Sexualtherapie bieten speziell ausgebildete Psychologen und Ärzte an, manchmal auch Frauenärzte, Urologen, Allgemeinärzte und Internisten. Meiden Sie aber unbedingt das dubiose Feld von esoterischen Helfern, Tantrakursen und Menschen ohne medizinisch oder psychologisch fundierte Ausbildung!

Vorsicht bei Glückspillen & Co.

Inzwischen dürfte es allgemein bekannt sein: Psychopharmaka sind zwar äußerst sinnvolle Medikamente zur Behandlung schwerer psychischer Erkrankungen, doch gänzlich ungeeignet, um Kummer oder Frust zu kurieren. Aber noch immer bekommen Frauen viel zu häufig und oftmals ohne medizinische Notwendigkeit Psychopharmaka verordnet. Es mag schon ein verlockender Gedanke sein, Sorgen und Traurigkeit durch Medikamente zu verharmlosen, anstatt sich mit den Problemen direkt zu konfrontieren und eine Lösung zu suchen.

Antidepressiva – meist ungeeignet

Antidepressiva können andauernde und tiefe Niedergeschlagenheit, Lebensüberdruss und Ängste mildern, die als Symptome von Depressionen auftreten. Diese Mittel heben die gedrückte Stimmung und ermöglichen den Betroffenen, sich wieder aktiv am Leben zu beteiligen. Solche Medikamente werden vielfach nur für einen begrenzten Zeitraum verordnet und heute als Ergänzung zu einer Gesprächs-Psychotherapie gesehen.

Als alleinige Behandlung von Wechseljahresbeschwerden sind Antidepressiva jedoch ungeeignet! Sie greifen mit ihren Wirkstoffen in den Hirnstoffwechsel ein, fördern die Bildung verschiedener Überträgersubstanzen, beispielsweise Serotonin, und beschleunigen die Übertragung von Botschaften im Nervensystem. Diese Mittel machen zwar nicht abhängig. Trotzdem dürfen sie nur unter ärztlicher Betreuung und bei eindeutiger Diagnose eingesetzt werden, da sie verschiedene Nebenwirkungen auslösen können. Auch bei überhöhtem Augeninnendruck, Leber- und Herzkrankheiten sind Antidepressiva zu meiden.

Beruhigungsmittel – in vielen Fällen tabu

Auch Beruhigungsmittel (Tranquilizer) werden in vielen Fällen ohne Notwendigkeit schon bei leichten Befindlichkeitsstörungen und depressiven Verstimmungen verschrieben. Sie sind jedoch völlig ungeeignet, die für die Wechseljahre typischen Stimmungsschwankungen auszugleichen. Allerdings wirken sie enorm hilfreich bei (schweren) Angstzuständen – am besten als vorübergehende Ergänzung zu einer Psychotherapie. Beruhigungsmittel hemmen bestimmte Überträgerstoffe im Gehirn und schirmen es auf diese Weise von Reizen ab.

Schlafmittel – mit hohen Risiken verbunden

Wenn die milden pflanzlichen Schlafmittel Hopfen und Baldrian nicht mehr ausreichen, hoffen viele Menschen auf die Wirkung von chemischen Substanzen. Zahlreiche Schlafmittel enthalten aber Tranquilizer mit den im vorigen Absatz genannten Risiken. Andere schlaffördernde Wirkstoffe sind Barbiturate, die zu den Betäubungsmitteln zählen. Neuere Wirkstoffe sind Zolpidem und Zopiclon.

GU-ERFOLGSTIPP

HILFE BEI ABHÄNGIGKEIT

Wenn Sie versuchen, Sorgen und Ängste im Alkohol zu »ertränken«, oder glauben, den täglichen Anforderungen nur mit Beruhigungspillen gewachsen zu sein, laufen Sie Gefahr, in eine körperliche und seelische Abhängigkeit zu geraten. Nutzen Sie die breit gefächerten Beratungsangebote von Gesundheitsämtern. In allen größeren Städten gibt es Suchtberatungsstellen und zahlreiche – auch anonyme – Selbsthilfegruppen. Oder sprechen Sie mit einem Arzt oder einer Ärztin Ihres Vertrauens, wenn Sie sich selbst als suchtgefährdet einstufen. Vielleicht ist eine Psychotherapie oder eine Entzugsbehandlung notwendig. Je früher, desto schneller ist beides erfolgreich.

Ihr Abhängigkeitspotenzial ist noch nicht geklärt. Deshalb ist auch damit Vorsicht geboten. Schlafmittel dämpfen grundsätzlich die Reizleitung im Gehirn und machen auf diese Weise nicht nur müde, sondern auch gleichgültig gegenüber äußeren Reizen aller Art. Sie sind bei schweren, durch psychische Krankheiten hervorgerufenen Schlafstörungen vorübergehend sinnvoll, für wechseljahresbedingte Schlafstörungen jedoch völlig überzogen. Denn in den Wechseljahren sind es üblicherweise die Hitzewallungen, die den sanften Schlummer unvermittelt unterbrechen. In diesem Fall sollte die Behandlung also hier ansetzen (ab Seite 102).

Vorsicht: Abhängigkeit

Seit langem ist bekannt, dass gerade Frauen in hohem Maß von einer Medikamentenabhängigkeit bedroht sind. Das hat leider auch mit der Verordnungspraxis von Ärzten zu tun, die beispielsweise bei Beschwerden in den Wechseljahren sogar wider besseres Wissen kritiklos Schlaf-, Beruhigungs- und Schmerzmittel verschreiben. Und viele Patientinnen konsumieren sie ohne Bedenken, denn sie wissen nicht oder verschließen die Augen vor der Tatsache, dass bereits binnen weniger Wochen eine körperliche Abhängigkeit entstehen kann. Unter Umständen ist nur sehr schwer wieder herauszukommen. Ganz abgesehen davon, dass die ursächlichen Probleme trotz der Medikamente nicht beseitigt sind.

Sollten Ihnen Ihre Wechseljahre Probleme bereiten, greifen Sie nicht zu Scheinhilfen. Führen Sie sich immer wieder vor Augen, dass es sich um einen vorübergehenden Zustand handelt. Versuchen Sie, Ihre Schwierigkeiten anzunehmen, statt sie zu leugnen. Weder ungebremste Arbeitswut noch ungezügelter Freizeitstress lassen Sie dauerhaft Ihre Probleme vergessen. Auch mit keiner der Süchte – Alkohol, Tabletten, Rauchen, übermäßiger Kaffeegenuss und unkontrolliertes Essen – bekommen Sie Wechseljahresbeschwerden in den Griff oder können dem Altern ausweichen.

EIN GEFÄHRLICHER TEUFELSKREIS

Die wenigsten Frauen wissen, dass Beruhigungsmittel schon nach etwa sechs Wochen Einnahme abhängig machen. Besonders tückisch: Sie können – vor allem bei zu schnellem Absetzen – gefährliche Nebenwirkungen wie Unruhe und Angst auslösen, die wiederum zu verstärktem Konsum verführen.

Nicht immer ist der Wechsel schuld

Viele Frauen fürchten sich vor einer instabilen Psyche und sind deshalb verunsichert. Andere dagegen wundern sich über ihre Lockerheit.

Seit ich durch den Wechsel bin, fühle ich mich glücklich und wie ein neuer Mensch. Wie ist das zu erklären?
Ihnen kann ich wirklich nur gratulieren, denn Sie haben das kreative Potenzial der »Schwellensituation Wechseljahre« offensichtlich – fast ohne es zu merken – bestens genutzt. Der Wechsel ist eine Herausforderung, seelisch zu reifen, was nicht jeder Frau ohne Weiteres glückt. Eine ähnliche Erfahrung wie die Ihre wurde einmal so beschrieben: »Ich fühle mich wie ein Küken, das voller Lebenslust und Neugierde gerade aus dem Ei geschlüpft ist.«

Ich fühle mich seit einiger Zeit in meiner Ehe so hin- und hergerissen. Sind das »nur« die Wechseljahre? Oder ist die Beziehung grundsätzlich nicht mehr gut?
Die Wechseljahre fallen genau in die »Mitte des Lebens« – eine Phase, in der viele Menschen spüren, dass es gut ist, einmal Bilanz zu ziehen. Das betrifft neben anderen Lebensbereichen natürlich auch die Partnerschaft. Hinter der Beschreibung »nur die Wechseljahre« verbirgt sich oft die Hoffnung, die Krisenphase würde vorübergehen, wie sie gekommen ist, und danach wäre alles wieder wie zuvor. Es ist in jedem Fall sinnvoll, in Ruhe über den Sinn Ihres Lebens und die Ziele nachzudenken, die Sie anstreben, und ob sie realistischerweise zu erreichen sind. Das kann Umdenken bedeuten, Einsicht in Begrenzungen – in eigene und solche des Partners – oder neue, bisher nicht gesehene Möglichkeiten eröffnen.

Ich glaube, meine Mutter hatte im Wechsel Depressionen. Kommt das jetzt auch auf mich zu?
Vererbt werden Wechseljahresdepressionen nicht, das ist schon einmal beruhigend. Und ein Zweites: Behandlungsbedürftige Depressionen treten in den Wechseljahren nicht wesentlich öfter auf als in anderen Lebensphasen. Viel häufiger ist, dass sich eine depressive Lebenshaltung mit negativem, pessimistischem Denken und ein entmutigender Lebensstil in der Familie verfestigen. Falls Sie zu negativem Denken neigen, sollten Sie versuchen, bewusst umzudenken. Das gibt Ihnen innere Sicherheit!

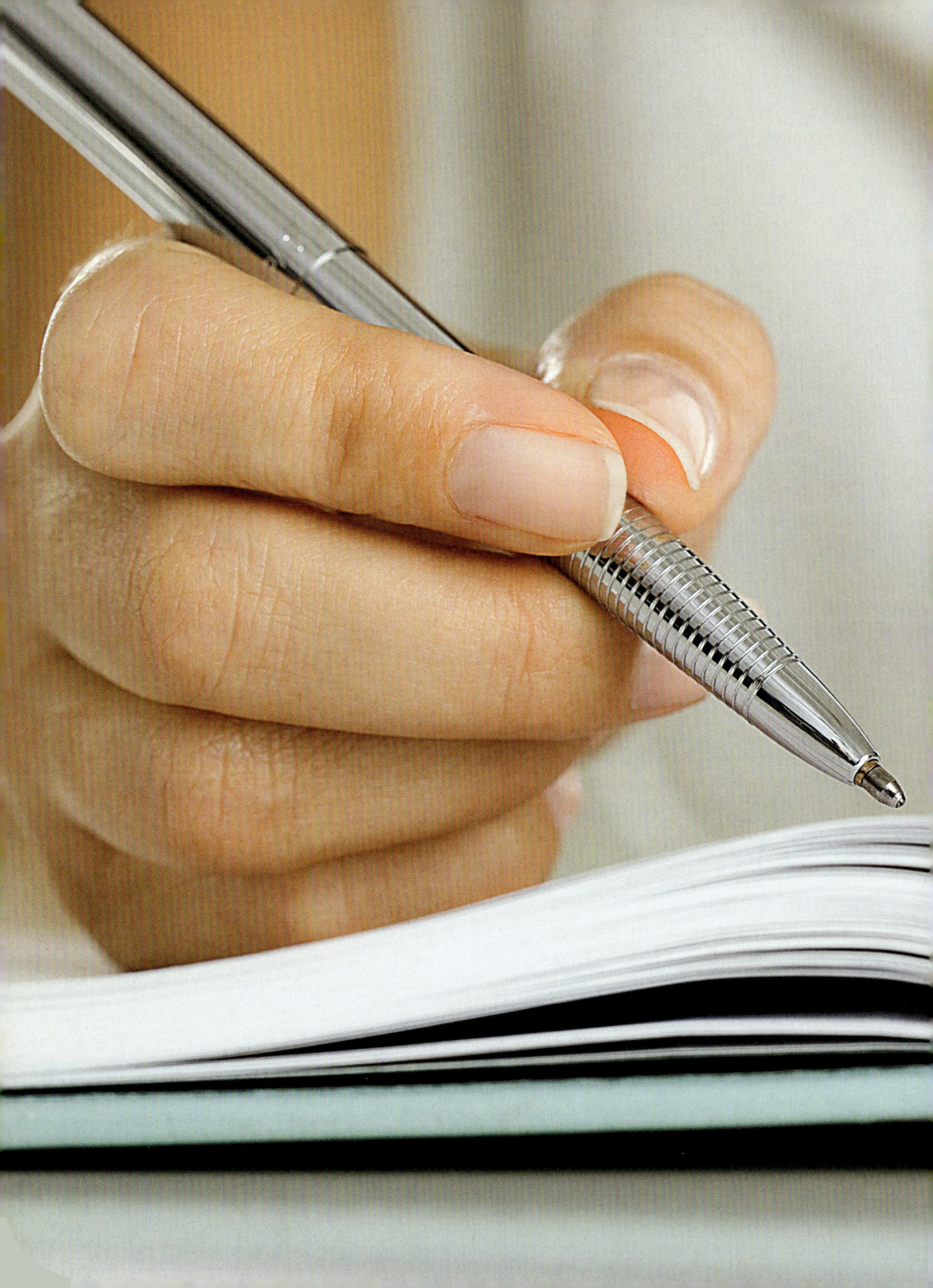

TYPISCHE BESCHWERDEN RICHTIG BEHANDELN

Wechseljahre sind keine Krankheit. Dennoch können Beschwerden auftreten. Wie Sie diese behandeln (lassen) möchten, hängt auch von Ihrer inneren Einstellung ab.

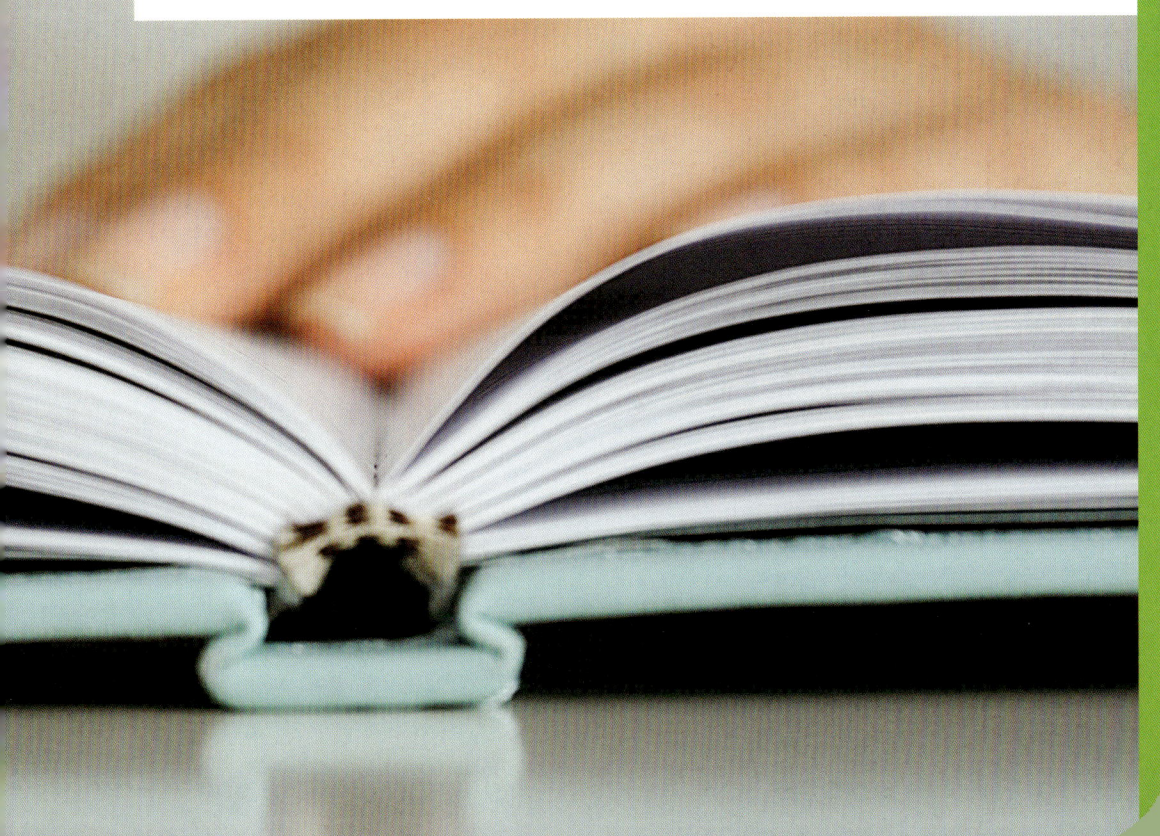

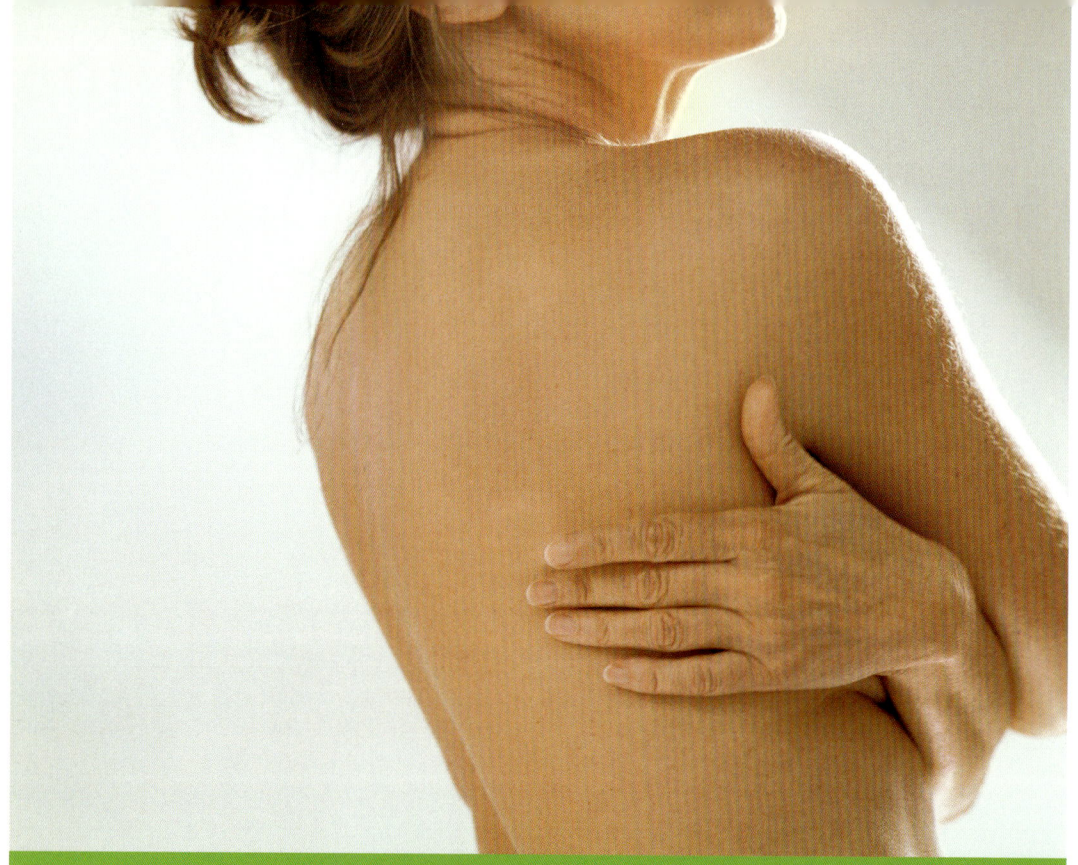

Symptome erkennen und lindern

Normalerweise gibt es keinen Grund zur Beunruhigung, wenn Sie im Lauf der Wechseljahre körperliche Veränderungen an sich bemerken. Meist sind sie harmlos. Gelegentlich kann sich aber doch eine krankhafte Störung dahinter verbergen. Um richtig einschätzen zu können, ob Sie gelassen mit der Veränderung umgehen können oder zur Sicherheit einen Arzt aufsuchen sollten, informiert Sie dieses Kapitel über typische Symptome und deren Auswirkungen auf Ihr Wohlbefinden und Ihre Gesundheit.

Hitzewallungen – oft mehr als eine lästige Begleiterscheinung

Hitzewallungen treten oft völlig unerwartet auf. Das ist für die betroffene Frau nicht nur lästig, sondern kann sie auch sehr verunsichern. Manche Frauen erleben nur einzelne kurze Wallungen pro Tag, andere mehrere pro Stunde. Hier kann ein Tagebuch hilfreich sein, in das Sie Ihre »fliegenden Hitzen« eintragen. Vielleicht lässt sich ein Muster erkennen, mit welchen Ereignissen sie in Zusammenhang stehen. Sie könnten dann versuchen, diese Belastungen im Vorhinein zu vermeiden oder zu reduzieren.

Schicht-Wechsel

In lockerer und leichter Kleidung aus Naturfasern oder thermoregulierenden Kunstfasern mit aufknöpfbaren Ausschnitten lässt sich das Schwitzen abschwächen oder zumindest besser ertragen. Wählen Sie Ihre Kleidung nach dem Zwiebelschalenprinzip: Tragen Sie mehrere Schichten übereinander, die Sie je nach Bedarf an- oder ablegen können. Nach besonders heftigen Hitzen kann es manchmal nötig werden, die Wäsche zu wechseln. Sie fühlen sich danach wohler. Deshalb ist es günstig, wenn Sie am Arbeitsplatz ein Hemd und einen zweiten BH deponiert haben.

DIE HITZE FLIEGT!
Manche Frauen empfinden Hitzewallungen übrigens als positiv – als Energieschübe, die sie so richtig in Schwung bringen.

Das bietet die Naturapotheke

Salbei, als Waschung oder Tee angewendet, kann überstarkes Schwitzen etwas eindämmen. Lauwarme Waschungen kühlen die Haut besonders gut, wenn Sie sich danach nicht abtrocknen, sondern das Wasser auf der Haut verdunsten lassen. Auch Lavendel-, Menthol- und Pfefferminzzusätze im Wasser erfrischen und kühlen. Vorbeugend können Sie Ihren Speiseplan mit Phytoöstrogenen ergänzen (Seite 59).

Die Brust als Symbol der Weiblichkeit

In den Wechseljahren lagert sich Fettgewebe in die Brust ein, und das feste Drüsengewebe bildet sich in lockeres Bindegewebe um. Dadurch werden die Brüste weicher und manchmal auch üppiger. Da das Brustdrüsengewebe sehr sensibel auf Hormone reagiert – vor allem auf Östrogen, Progesteron und das Milchbildungshormon Prolaktin –, können die Hormonschwankungen während der Wechseljahre Spannungen in der Brust verursachen. Das ist harmlos, aber manchmal lästig. Hier hilft meist ein gut sitzender BH. Er hält den Busen auch optisch in Form und beugt bei schweren Brüsten zusätzlich der Überdehnung von Haut und Bindegewebe vor.

Das sollten Sie über Brustkrebs wissen

Eine von allen Frauen sehr gefürchtete Erkrankung ist der Brustkrebs. Er ist die bei Frauen am häufigsten vorkommende Krebserkrankung überhaupt: Etwa zehn Prozent sind betroffen. Zum Glück sind inzwischen operative Brustentfernungen seltener geworden, und viele Frauen können geheilt werden, wenn der Krebs frühzeitig erkannt wird. Umfangreiche Studien konnten nachweisen, dass bestimmte Faktoren das Brustkrebsrisiko erhöhen. Deshalb ist es sehr wichtig, dass Sie unbedingt mindestens einmal jährlich zur Vorsorge gehen, wenn

> Ihre Mutter, Großmutter, Tante mütterlicherseits oder Ihre Schwester an Brustkrebs erkrankt ist,
> Sie seit Jahren beträchtliches Übergewicht mit entsprechend viel hormonbildendem Fettgewebe haben,
> Ihre erste Regel schon vor dem 12. Lebensjahr einsetzte,
> Ihre Menopause erst nach 55 eingetreten ist,
> Sie Ihr erstes Baby nach 35 bekommen haben.

Untersuchen Sie Ihre Brüste

Um Knoten in der Brust frühzeitig zu erkennen, sollten Sie sich mindestens einmal pro Monat selbst untersuchen. Die günstigste Zeit dazu ist kurz nach der Periode, wenn Sie sie noch relativ regelmäßig bekommen, weil die Brust dann besonders weich ist. Nach meiner Erfahrung geht das Abtasten einfacher, wenn Sie die Brüste mit etwas Hautöl einreiben, weil die Finger dadurch besser über das Gewebe gleiten. Gehen Sie so vor:

> Stellen Sie sich mit locker herabhängenden Armen vor den Spiegel und sehen Sie sich Ihre Brust aus verschiedenen Blick-

winkeln genau an: Haben sich Form oder Größe Ihrer Brüste oder die Haut in letzter Zeit verändert? Heben Sie die Arme hoch und suchen Sie erneut nach Veränderungen.

> Tasten Sie dann im Stehen Ihre rechte Brust mit den Fingern der linken Hand ab: Sind Knoten, Verwölbungen oder Verhärtungen zu spüren?

> Drücken Sie vorsichtig die Brustwarze mit Daumen und Zeigefinger zusammen: Tritt Flüssigkeit oder Blut aus? Wiederholen Sie die Untersuchung an der linken Brust.

> Tasten Sie zuletzt auf beiden Seiten die Achselhöhle ab und achten Sie auch dort auf Knoten und Verhärtungen.

> Normalerweise ist das Brustdrüsengewebe im oberen äußeren Bereich der Brust fester als innen. In den Achseln können manchmal kleine Lymphknoten als Knötchen tastbar sein, beispielsweise wenn Sie sich an der Hand verletzt haben. Im Zusammenhang mit solchen Ursachen sind sie harmlos. Sicherheitshalber sollten Sie sich in diesem Fall aber dennoch ärztlich untersuchen lassen.

Symptome für Brustkrebs

Untersuchungen zu Brustkrebs haben ergeben, dass viele betroffene Frauen mögliche Anzeichen selbst erkannt haben: Diese sind

> ein oder mehrere Knoten in der Brust, besonders oben an der Außenseite,

> einseitige Absonderung von wässriger oder blutiger Flüssigkeit an der Brustwarze,

> Schwellung, Schmerz und Rötung der Brust (Entzündungen),

> Einziehung der Haut (sogenannte Orangenhaut) über einem Knoten oder einer Geweberverfestigung in der Brust,

> Einziehung der Brustwarze,

> Anschwellen der Lymphknoten in einer Achselhöhle.

GU-ERFOLGSTIPP

ZWEIMAL GUTES FÜR DIE BRUST

Verbinden Sie die Untersuchung Ihrer Brust doch gleich mit ein paar Kräftigungsübungen für die Brustmuskeln:
Beide Arme heben, bis die Ellenbogen fast auf Schulterhöhe sind. Die Hände zeigen nach oben. Nun fest die Handflächen gegeneinander drücken und die Spannung etwa eine Minute halten. Sie können die Wirkung noch verstärken, wenn Sie dabei einen kleinen Gummiball zusammendrücken. Gleichmäßig weiteratmen, und beim Herabsenken der Arme tief und entspannt ausatmen. Wiederholen Sie die Übung 2- bis 3-mal. Dann die Arme hoch über den Kopf heben, dehnen, strecken und mit dem Ausatmen kräftig nach unten durchschütteln.

Gebärmutter und Eierstöcke

**DAS SCHMERZ-
EMPFINDEN**

Jede Frau erlebt Schmerzen anders. Was die eine als leichtes Unwohlsein empfindet, kann für eine andere erhebliche Beschwerden bedeuten.

Der Beginn der Wechseljahre macht sich meist durch eine Veränderung der Periodenblutungen bemerkbar. Sie werden zunächst unregelmäßig, kommen mal alle drei, dann wieder alle fünf oder acht Wochen. Auch die Art der Blutung verändert sich: Sie kann ganz kurz und bräunlich-schleimig sein oder sehr stark, über mehrere Tage, sogar mit dem Abgang von geronnenem Blut. Bei manchen Frauen bleibt die Regel dagegen schlagartig aus.

Die Veränderungen der Periode hängen mit den Schwankungen im Hormonhaushalt zusammen, zu denen auch Veränderungen der Gebärmutter (Uterus) und der Eierstöcke (Ovarien) beitragen. Diese werden mit zunehmendem Alter kleiner und fester, da die Drüsenstrukturen durch Bindegewebe ersetzt werden. Besonders starke Blutungen können auch von gutartigen Muskelknoten (Myomen) herrühren, deren Bildung hormonabhängig ist und die nach der Menopause zumeist deutlich kleiner werden. In seltenen Fällen können Blutungen, vor allem nach der Menopause, ein Hinweis auf Gebärmutterkrebs sein.

Menstruationsbeschwerden lindern

Bei Beschwerden vor oder während der Periode können Sie sich gut selbst helfen. Essen Sie möglichst salzarm, um Wassereinlagerungen im Gewebe vorzubeugen. Auf Rauchen und Alkohol sollten Sie weitgehend verzichten. Jede Art von sportlichem Ausdauertraining und Bewegung – möglichst an der frischen Luft – bessert das Wohlbefinden, hilft, Übergewicht abzubauen, und sorgt zudem für ruhigen, erholsamen Schlaf.

Bei unklaren Beschwerden zum Arzt

Alle außergewöhnlichen Blutungen, Druckbeschwerden und Schmerzen sollten Sie allerdings ärztlich abklären lassen. Waren die Blutungen durch Hormonschwankungen verursacht, werden Sie individuell entsprechende Medikamente verordnet bekommen, wahrscheinlich Gestagene (ab Seite 110). Bei wiederholten Blutungen kann eine Schleimhautverschorfung mit Laserstrahlen die Blutungen dauerhaft stoppen.

Auch seelische Wunden können bluten

Seelische Belastungen können in jedem Lebensalter der Frau Blutungen verursachen. Da Stresshormone in den Kreislauf der Hormone eingreifen, können sogar schon scheinbar banale Alltagsangelegenheiten wie Ärger am Arbeitsplatz, ein Umzug oder eine an sich erfreuliche Urlaubsreise unerwartet Blutungen auslösen. Umso verständlicher, dass sich Schwierigkeiten mit dem Älterwerden, sich unverstanden fühlen, Trennung vom Partner oder anhaltender Kummer entsprechend auswirken – nicht zu vergessen alte seelische Wunden, die selbst nach langer Zeit in Form von Blutungen wieder aufbrechen können. Als Folge stressbedingter Hormonschwankungen bilden sich manchmal sogar schmerzhafte Zysten in den Eierstöcken, und zwar nicht nur in den Wechseljahren! Hilfe finden Sie in all diesen Fällen vor allem in psychotherapeutischen Gesprächen (ab Seite 81).

Wenn der Beckenboden nachgibt

Mit den Jahren erschlafft die stützende Muskulatur des Beckenbodens: durch sitzende und stehende Tätigkeiten, schweres Heben, Übergewicht, chronischen Husten und besonders dann, wenn Frauen mehrere Kinder geboren haben. Auch die alterungsbedingte Lockerung der Bindegewebsfasern spielt dabei eine Rolle. So kann es in den Wechseljahren zu einer Senkung der Beckenorgane kommen. Dagegen hilft vorbeugend kontinuierliche, gezielte Beckenbodengymnastik (ab Seite 52). Dafür sollten Sie sich täglich zehn Minuten Zeit nehmen.

GEBÄRMUTTER-SENKUNG

Durch Beckenbodenübungen und ein vom Arzt individuell angepasstes und in die Scheide eingeführtes Pessar lässt sich eine Operation vielfach umgehen.

DIE BECKENBODENMUSKULATUR

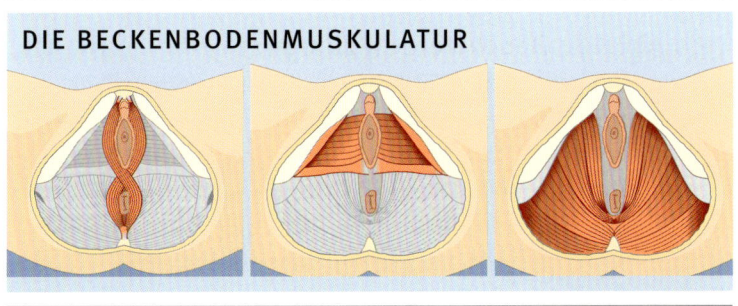

Die Muskulatur Ihres Beckenbodens können Sie spüren, aber nicht sehen: äußere Schicht (links), mittlere Schicht (Mitte), innere Schicht (rechts).

Blase und Harnwege

Auch Blase und Harnwege bleiben in den Wechseljahren häufig nicht von Beschwerden verschont. Die weibliche Anatomie begünstigt zwar in jedem Lebensalter das Auftreten von Reizblase und Infektionen der Harnwege, denn die Harnröhre ist mit etwa vier Zentimetern relativ kurz, sodass Keime schnell in die Blase aufsteigen können. Doch in den Wechseljahren schwächt der Östrogenentzug die Schleimhäute zusätzlich in ihrer Abwehrkraft. Dadurch erschlafft vielfach auch der Schließmuskel, und die Blase macht Druck, selbst wenn sie noch nicht gefüllt ist.

Wenn Sie schon früher eine Reizblase hatten, kann sich das Problem in den Wechseljahren noch verstärken. Besonders lästig ist der häufige und manchmal höchst eilige Harndrang. Zudem kann das Wasserlassen schmerzhaft sein. Nachts bessern sich die Beschwerden aber meist. Ein Beckenbodentraining (ab Seite 52) ist die wirksamste Hilfe.

Inkontinenz – ein Tabuthema?

Erschlafft die Kontrolle über den Blasenschließmuskel, kann das zu unwillkürlichem Harnabgang (Inkontinenz) führen, etwa beim Husten, Lachen und Niesen, bei schwerem Heben und beim Sport. Bei Frauen liegt – im Gegensatz zu Männern – der Schließmuskel der Blase nicht direkt am Blasenausgang, sondern erst im oberen Drittel der Harnröhre. Dadurch ist der Verschluss bei

---

BLASENSCHWÄCHE: IM WECHSEL NICHT UNGEWÖHNLICH

Die Medizin unterscheidet zwischen drei verschiedenen Arten von Inkontinenz:

› Stress-Inkontinenz ist die häufigste. Der Schließmuskel schließt nicht mehr komplett. Daher kommt es schon durch leichten Druck beim Husten, schnellen Laufen oder schweren Heben zu Harnverlust.

› Drang- (englisch: Urge-) Inkontinenz ist die Folge überhöhter Blasenwandspannung, bei der sich die Blase schon auf geringe Reize hin reflexartig entleert. Als Hauptrisikofaktor dafür gilt Übergewicht.

› Kombinierte Stress- und Drang-Inkontinenz entsteht durch Östrogenmangel.

stark gefüllter Blase ohnehin nicht so straff. Wird die Schleimhaut dünner, schließt die Blase nur noch bei einer Füllung bis etwa 300 Millilitern ganz fest, und Harninkontinenz tritt ein. Inkontinenz ist ein häufiges, aber aus falscher Scham meist verschwiegenes Leiden. Sie kann jedoch erfolgreich medizinisch behandelt werden. Eine Blasendruckmessung klärt die genaue Ursache. Je nach Befund können örtlich wirksame Östrogene als Vaginalzäpfchen oder -salben sinnvoll sein oder Medikamente, die die Muskelspannung des Blasenschließmuskels erhöhen.

Aktive Vorbeugung und Selbsthilfe ermöglicht auch hier gezieltes Beckenbodentraining (ab Seite 52), das den Blasenschließmuskel kräftigt. Daneben stärken Schwimmen, Radfahren, Walking und Joggen den Beckenboden, weil sich die Körperspannung bei diesen Sportarten besonders auf die Beckenmitte konzentriert. In manchen Fällen können auch tiefe Ängste, Depressionen, unterdrückte Aggressionen oder seelische Unausgeglichenheit die (Mit-)Ursache für eine Reizblase oder Inkontinenz sein. Zur Abklärung und Behandlung empfiehlt sich daher zumindest ein diagnostisches Gespräch mit einer Ärztin oder einem Arzt für Psychotherapeutische Medizin.

Blasenentzündung

Eine schmerzhafte Blasenentzündung tritt in den Wechseljahren relativ häufig auf. Der Grund: Keime, die über die Harnröhre in die Blase aufsteigen, können aufgrund des automatisch nachlassenden Immunsystems nicht mehr so gut abgewehrt werden. Sie erkennen eine Blasenentzündung am häufigen, krampfartigen Harndrang, Brennen und manchmal sogar Blutungen beim Wasserlassen. Im schlimmsten Fall treten Rückenschmerzen auf, das Symptom einer zusätzlichen Nierenbeckenentzündung. Sie wird in der Regel mit einer Einmaldosis Antibiotikum behandelt.

Heilsame Getränke

Bei einer Blasenentzündung sollten Sie täglich mindestens drei Liter Flüssigkeit trinken, am besten Wasser, verdünnten zuckerfreien Fruchtsaft und Kräutertee – etwa Bärentraubenblättertee,

TIPP

Auch indirekt können Sie etwas für Ihre Blase tun, indem Sie etwa einen Teelöffel Naturjoghurt oder milchsäurehaltige Scheidenzäpfchen aus der Apotheke in die Scheide einführen, um die Scheidenflora zu stärken und Infektionen über Darmkeime zu verhindern. Vor dem Auslaufen schützt eine Einlage.

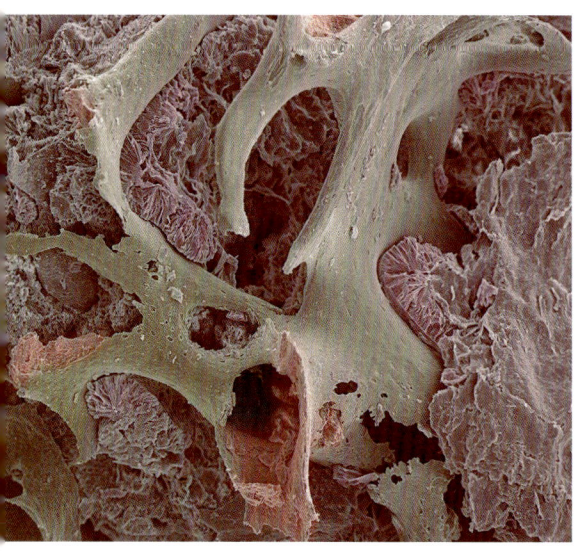

Ein Oberschenkelknochen mit Osteoporose unter dem Mikroskop: Der Knochen ist porös, und die Knochenmasse hat sich reduziert.

Birkenblättertee oder Blasentee, die es auch als Fertigmischungen in Apotheken und Reformhäusern zu kaufen gibt. Mit doppelt kohlensaurem Natron in einer Dosis von dreimal täglich einem Teelöffel in einem Glas Wasser kann man den Urin zusätzlich alkalisieren und damit schädlichen Bakterien den Nährboden entziehen. Auch wenn jede Blasenentleerung zunächst schmerzt, ist es sehr wichtig, dass die Harnwege gut durchgespült werden. Kaffee oder schwarzen Tee sollten Sie übrigens allenfalls in Maßen genießen. Vor allem bei Inkontinenz ist es ratsam, nicht mehr als zwei Tassen pro Tag zu trinken, da diese Getränke stark harntreibend sind.

Wertvolle Knochensubstanz

Das menschliche Skelett besteht aus 206 Knochen. Diese Knochen sind keine starre, leblose Substanz, wie gelegentlich vermutet wird. Sie wachsen wie alle anderen menschlichen Organe auch, nur langsamer. Mit etwa 20 Jahren haben sie ihre möglichen Spitzenwerte an Masse erreicht, die bis in die Wechseljahre erhalten bleiben. Diese Werte entscheiden letztlich darüber, ob es im Alter ein Risiko für krankhaften Knochenschwund (Osteoporose) gibt. Die Knochenmasse besteht aus elastischen Kollagenfasern, zwischen die harte Kalzium- und Phosphatsalze eingebaut sind. Röhrenknochen haben einen Hohlraum, der von Blutgefäßen, Nerven und Knochenmark durchzogen und angefüllt ist. Im Mark wachsen die lebenswichtigen Blutzellen. Die Knochen unterliegen ständigen Reparaturen durch Auf- und Abbauprozesse.

Die Angst vor Osteoporose

Östrogene regen den Knochenaufbau an. Durch den im Klimakterium sinkenden Östrogenspiegel verlangsamen sich beziehungsweise stagnieren die Aufbauvorgänge. Im Extremfall überwiegt der Abbau, und es kommt zur Osteoporose, bei der die

Knochen durch die immer größer werdenden Hohlräume brüchig werden. Ist die Knochenmasse aus Jugendjahren besonders groß, kann der Altersabbau relativ wenig Schaden anrichten. Osteoporose ist eine schleichende Krankheit, die sich mit störenden Symptomen oft erst zeigt, wenn die Knochenmasse schon um rund ein Drittel weniger geworden ist. Die Knochen werden spröde und können selbst harmlosen Belastungen nicht mehr standhalten. Das betrifft vor allem die Handgelenke und den Oberschenkelhals. Da heute aber vorsorgliche Knochenuntersuchungen – vor allem bei Risikogefährdeten – vorgenommen werden, ist die fortgeschrittene Osteoporose seltener geworden und kann vor allem frühzeitig effektiv behandelt werden.

So schützen Sie Ihre Knochen

Gegen Osteoporose lässt sich durch zwei relativ einfache Maßnahmen erfolgreich vorbeugen: durch Bewegung und durch kalziumreiche Ernährung.

Wissenschaftliche Studien haben gezeigt, dass sich eine bestehende Osteoporose durch regelmäßiges Krafttraining zurückbilden kann. Die Knochen leben von den Druck- und Zugkräften, die auf sie einwirken. Da reichen schon ein bis zwei Kilo schwere Hanteln als Stimulanz für die Knochenneubildung. Zudem kräftigt diese Art des Trainings die Rücken- und Brustmuskulatur. Ganz nebenbei können also auch Rückenschmerzen zurückgehen.

RISIKOFAKTOREN FÜR OSTEOPOROSE

Ein erhöhtes Risiko für Osteoporose liegt vor, wenn die Knochen nicht genug Aufbaumaterial zur Verfügung haben oder knochenanregendes Östrogen fehlt. Zu den Risikofaktoren gehören

> kalziumarme Ernährung,
> Mangelernährung, etwa durch jahrelange Diäten, Ess-Brech-Sucht oder Magersucht,
> Vitamin D-Mangel,
> frühe Menopause,
> Eierstockentfernung vor den Wechseljahren,
> Rauchen,
> Cortisonbehandlung über einen langen Zeitraum,
> genetische Vorbelastung.

Durch den sinkenden Östrogenspiegel scheidet der Körper vermehrt Kalzium aus, einer der wichtigsten Aufbaustoffe für Knochen. Eine kalziumreiche Ernährung ist folglich der beste Weg, den Mangel auszugleichen. Deshalb sollten Sie Milchprodukte wie Buttermilch, Joghurt, Quark und Käse und auch Soja in Ihren täglichen Speiseplan aufnehmen. Damit das Kalzium die Knochen auch erreicht, muss im Organismus jedoch ausreichend Vitamin D vorhanden sein. Im Gegensatz zu anderen Vitaminen wird dieses vom Körper selbst hergestellt.

Medizinische Hilfe bei Osteoporose

Sollte eine Osteoporose-Behandlung nötig werden, steht zu Beginn immer eine genaue Diagnose an. Dazu gehört die Messung der Knochendichte, die sogenannte Osteodensitometrie. Im Prinzip ist das eine Röntgenuntersuchung, die Aufschluss über die Stabilität des Skeletts gibt und deren Strahlenbelastung als gering eingestuft wird. Die vielfach propagierte Knochenuntersuchung per Ultraschall wird von vielen Medizinern als (noch) zu ungenau eingeschätzt und ist daher nicht zu empfehlen. Zu Beginn der Wechseljahre und erneut nach etwa ein bis zwei Jahren sollte der Befund überprüft werden. Es gibt unterschiedliche Möglichkeiten, Osteoporose medikamentös zu behandeln. Darüber sollten Sie ausführlich mit einem Spezialisten sprechen.

WICHTIG

Mit Östrogenen einer eventuellen Osteoporose vorzubeugen ist nicht nur unnötig, sondern wegen der möglichen Nebenwirkungen besonders leichtsinnig. Sinnvoll ist eine Einnahme jedoch für Frauen, die

> vor dem 40. Lebensjahr in die Wechseljahre kommen oder denen die Eierstöcke operativ entfernt wurden,

> schon zu Beginn der Wechseljahre Osteoporose haben,

> familiär belastet sind (in deren Familien Osteoporose häufig auftritt),

> an einer Überfunktion der Schilddrüse (Hyperthyreose) leiden,

> langfristig oder hoch dosiert Kortisonpräparate benutzen.

Herz und Kreislauf

Östrogene schützen Herz und Blutgefäße, denn sie halten das Gewebe weich und elastisch. Davon profitieren Frauen bis zur Menopause. Danach jedoch steigt das Risiko für Bluthochdruck und Gefäßkrankheiten. Hochdruck (Hypertonie) beginnt meist unbemerkt – erst krankhaft hohe Werte verursachen Beschwerden wie Schwindel, Kopfdruck oder Ohrensausen. Typische Symptome eines drohenden Infarkts sind dann noch dramatischer: Atemnot schon bei Alltagsbelastungen, ungewöhnliche Übelkeit, Magendrücken, Engegefühl in der Brust, Herzstolpern oder -rasen und Schmerzen links in der Brust.

Gefährliche Plaques

Östrogene schützen das Herz, denn sie senken überhöhte Cholesterin- und Blutfettspiegel. Umgekehrt braucht der Organismus aber Cholesterine als unersetzlichen Bestandteil der Geschlechtshormone für deren Aufbau. Es macht also keinen Sinn zu versuchen, das Cholesterin aus der Ernährung zu verbannen. Problematisch kann aber bei erblich Vorbelasteten insbesondere das LDL-Cholesterin aus hochgesättigten Fettsäuren werden, das zum Beispiel in Speck, Schmalz und fetter Wurst enthalten ist. Denn es kann sich als Fetteinlagerungen in den Innenwänden der Blutgefäße, bevorzugt an den Verzweigungsstellen der Adern, festsetzen. Dadurch entwickeln sich starre Verengungen (Plaques), durch die das Blut mit höherem Druck gepresst werden muss. Wirbelbildung hinter den Plaques verursacht Gerinnsel (Thromben), die zum Schlaganfall führen können. Werte, die bei über 50-Jährigen dauerhaft über 160/90 liegen, gelten als erhöht und müssen ärztlich kontrolliert werden. Bluthochdruck kann gefährliche Folgen haben: Netzhautschäden bis zur Erblindung, Infarkt, Nierenschäden und Hirnblutungen.

Gut für den Blutdruck

Noch bevor Sie überhaupt Medikamente benötigen, ist die beste Selbsthilfe und überdies die Grundlage der medizinischen Hochdruckbehandlung eine gesunde, maßvolle Lebensführung.

TIPP
Bluthochdruck und Schlaganfall gelten längst nicht mehr als typische Männerkrankheiten. Durch Mehrfachbelastungen sind zunehmend auch Frauen in den Wechseljahren gefährdet. Regelmäßige Vorsorgeuntersuchungen senken das Risiko. Mit einem speziellen Messgerät können Sie Ihren Blutdruck zwischendurch auch selbst kontrollieren.

Das mag abschreckend langweilig klingen, doch mit Askese hat das nichts zu tun. Die Risiken für Bluthochdruck stehen und fallen mit den Blutfetten und hängen daher meist mit überreicher Ernährung zusammen, aber auch mit Bewegungsmangel, Nikotin- und übermäßigem Alkoholkonsum sowie andauernder Belastung durch Stress. Versuchen Sie also in erster Linie, Extreme zu vermeiden, sowohl in der Ernährung als auch bei Belastungen im Sport oder im Alltag. Der goldene Mittelweg ist gefragt: Weder zu viel noch zu wenig ist sinnvoll. Auf das Rauchen sollten Sie möglichst ganz verzichten. An Alkohol ist gelegentlich ein Glas Wein oder Bier erlaubt – aber bitte nicht täglich.

Medizinische Hilfe bei Bluthochdruck

Nehmen Sie mögliche Anzeichen für Bluthochdruck (Hypertonie) immer ernst und lassen Sie sich ärztlich untersuchen. Eine wissenschaftliche Untersuchung in Skandinavien hat schon vor Jahren gezeigt, dass Symptome von Hochdruck oder Herzkrankheiten bei Frauen meist weniger ernst genommen werden als bei Männern. Die Beschwerden werden bei Frauen eher als psychosomatisch betrachtet und deshalb körperlich nur unzureichend oder gar nicht behandelt – mit möglicherweise fatalen Folgen. Ein drohender Infarkt äußert sich bei Frauen in der Tat anders als bei Männern: Während für diese ein typisches Symptom die Schulter-Arm-Schmerzen sind, verspüren Frauen beispielsweise ein unerklärliches Magendrücken. Das sollten Sie sich merken. Gegen Hypertonie helfen blutdrucksenkende Tabletten und Medikamente zum Ausschwemmen von Wassereinlagerungen, die ihrerseits ebenfalls den Blutdruck hochtreiben. Aber auf keinen Fall Selbstmedikation betreiben!

WICHTIG
Studien (Seite 107) haben ergeben, dass Hormone zu Bluthochdruck führen können. Lassen Sie daher Ihr individuelles Risiko medizinisch abklären und entscheiden Sie zusammen mit Ihrem Arzt, was für Sie wichtig und vertretbar ist.

Angenehme Nachtruhe!

Der Beginn der Wechseljahre macht sich sehr häufig durch zwei störende Begleiterscheinungen bemerkbar: Hitzewallungen und Schweißausbrüche, die die betroffenen Frauen aus dem Schlaf reißen, sind besonders unerfreulich. Man liegt lange Zeit wach und findet nicht mehr zur ersehnten Nachtruhe zurück, die man doch so dringend bräuchte. Das zermürbt im Lauf der Zeit. Besonders unangenehm wird es, wenn die »REM-Phasen« des Schlafes unterbrochen werden (REM steht für Rapid Eye Movements, schnelle Augenbewegungen), in denen der Mensch träumt und den Tag verarbeitet. Werden diese Phasen gestört, leidet die Erholung massiv. Schlafstörungen sind in Krisenzeiten und besonderen Stresssituationen völlig normal. Dauern sie jedoch über mehrere Wochen an, sollten Sie sie ärztlich abklären lassen. Wenn Hormonschwankungen die Ursache sind, können vorübergehend Hormonmittel helfen. Wirksame und harmlose Schlafmittel sind Baldrian und Hopfen – oder ein Glas alkoholfreies Bier.

So sorgen Sie für einen guten Schlaf

Um gut schlafen zu können, sollten Sie sich an den Takt halten, den Ihnen der Biorhythmus (Seite 39) vorgibt: Gehen Sie ab 20 Uhr alles langsamer an und planen Sie keine anstrengenden, aufregenden Dinge mehr, von Ausnahmen natürlich abgesehen. Am besten lassen Sie den Tag mit süßem Nichtstun ausklingen.

Einfache Grundregeln für eine erholsame Nachtruhe

> Ein schlafgesundes Bett ist breit genug zum bequemen Umdrehen, hat einen Lattenrost und eine feste, aber elastische Matratze. Achten Sie auf eher flache Kissen, die den Kopf im Schlaf nicht abknicken lassen und den Nacken stützen.
> Ein voller Magen beeinträchtigt den Schlaf. Essen Sie daher abends leicht und nicht zu spät. Fasten ist allerdings keine Lösung des Problems: Es verursacht oft wilde Träume und kann den Schlaf empfindlich stören.
> Überlegen Sie sich ein für Sie passendes beruhigendes und entspannendes Einschlafritual. Langsame Gymnastik etwa, Yoga oder ein warmes Fußbad eine Stunde vor dem Schlafengehen verhelfen Ihnen leichter in Morpheus' Arme.
> Bei Hitzewallungen halten Sie ein Handtuch, ein feuchtes Tuch, etwas kühlendes Lavendelwasser, ein Nachthemd zum Wechseln und ein frisches Laken bereit. So wird Ihre Nachtruhe nicht lange unterbrochen.

KEINE LÖSUNG: SCHLAFMITTEL
Schlafmittel dürfen nur ärztlich verordnet werden und sind ausschließlich als vorübergehende kurzfristige Hilfe gedacht!

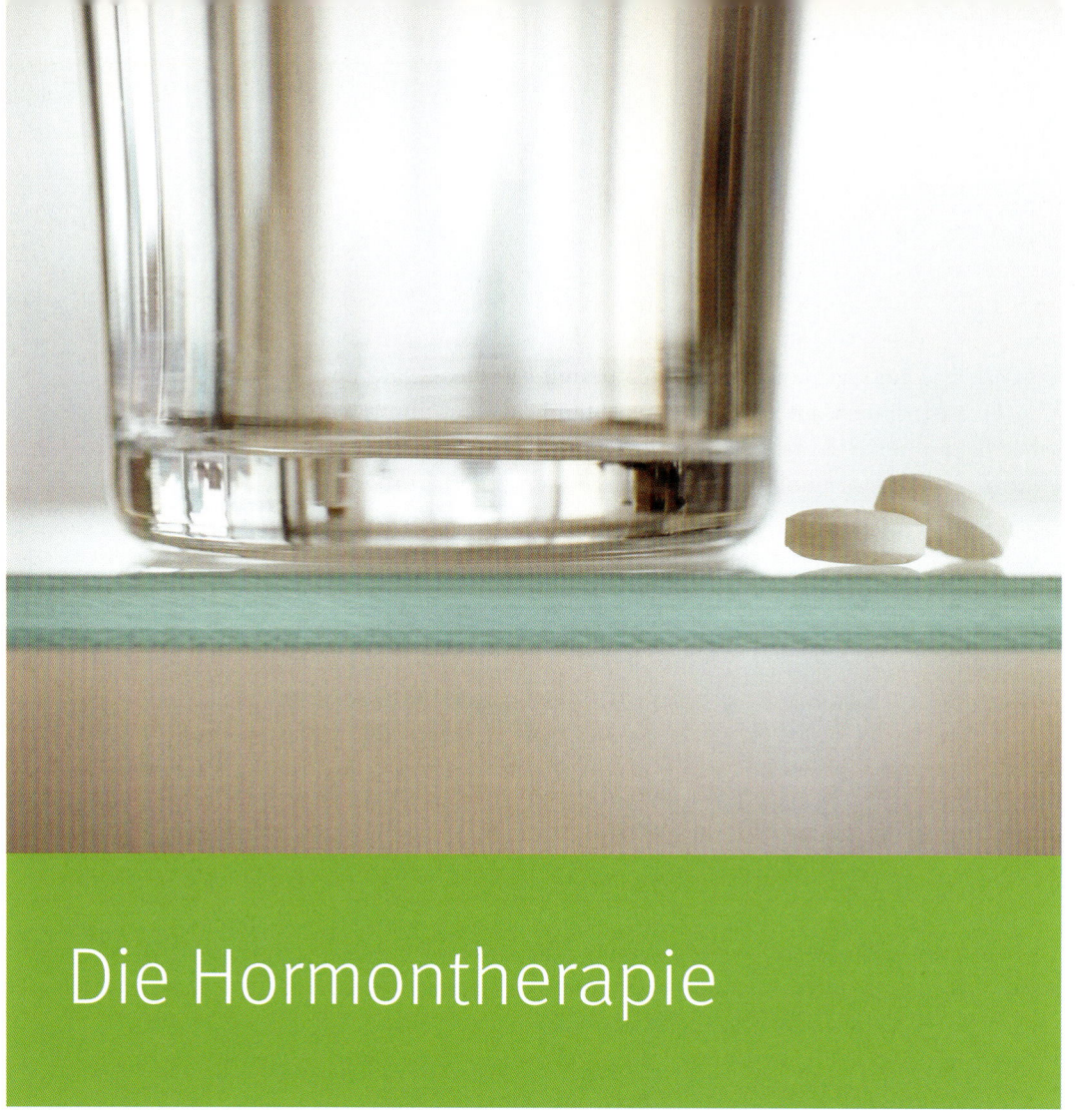

Die Hormontherapie

Das Thema Hormontherapie (HT) entfacht selbst unter Fachleuten immer wieder heftige Diskussionen. Da verblüfft es nicht, dass Laien verunsichert sind. Zumindest besteht heute unter Experten Einigkeit darüber, dass Hormone zur Behandlung echter Mangelzustände oder zur Therapie von hormonabhängigen Krankheiten empfehlenswert sind. Äußerst fragwürdig dagegen sind Hormone ausschließlich als Vorbeugung oder zur leichteren Überwindung von lästigen Begleiterscheinungen des Klimakteriums.

Hormonersatz – für wen?

Eines ist sicher: Hormone sind hochpotente Biostoffe. Ohne ihre immensen Stoffwechselaktivitäten wären wir lebensunfähig. Mit gutem Grund geht der Begriff Hormon auf das griechische »horman« zurück, was so viel bedeutet wie »antreiben«. Die Deutsche Gesellschaft für Gynäkologie und Geburtshilfe gibt jedes Jahr Behandlungsleitlinien auf dem neuesten Stand der Forschung heraus. So hat sie beispielsweise auf die beunruhigenden Ergebnisse der britischen »Million-Women«-Studie mit eindeutigen Behandlungsempfehlungen reagiert (Seite 106 und Link zum Nachlesen Seite 123). Als Grundprinzip muss gelten: »So viel wie nötig, so wenig wie möglich.« Eine Hormontherapie sollten Sie unbedingt jedes Jahr neu mit Ihrer Frauenärztin oder Ihrem Frauenarzt abstimmen, denn die Hormonspiegel können sich relativ schnell verändern und starken Schwankungen unterliegen.

Der neueste Forschungsstand

Aktuell gilt für die Wechseljahre, dass eine Hormontherapie nur bei solchen Beschwerden vertretbar ist, die durch ein heftiges Absinken der Hormonspiegel ausgelöst werden. Dagegen soll eine Hormontherapie bei Hitzewallungen, Empfindlichkeit und Dünnerwerden der Schleimhäute nur dann angewandt werden, wenn diese Beschwerden trotz sanfterer Maßnahmen über einen langen Zeitraum die Lebensqualität erheblich einschränken und zu einer echten Belastung werden. Hormonersatz kann beispielsweise Frauen mit erhöhtem Risiko für Osteoporose und Herz-Kreislauf-Erkrankungen vorbeugend verabreicht werden, um einem Ausbruch dieser Krankheiten entgegenzuwirken. Die Risiken für Herz-Kreislauf-Erkrankungen sind jedoch zu einem großen Teil von einer gesunden Lebensführung abhängig und sollten in erster Linie in jüngeren Jahren, also schon lange vor den Wechseljahren, auf diesem Weg beeinflusst werden. Für Frauen, die unter Scheidentrockenheit leiden und ausschließlich

HORMONTHERAPIE IM LÄNDERVERGLEICH

In den USA werden traditionell häufiger Hormone verordnet als in Europa. Doch auch in Europa herrschen unterschiedliche Meinungen: Engländerinnen nehmen oft Hormone ein, Französinnen eher selten. Deutsche Frauen gelten als besonders kritisch eingestellt.

gegen diese Beschwerden etwas unternehmen möchten, sind örtlich wirksame Östrogenzäpfchen ausreichend. Hormonpräparate, die über die Leber abgebaut werden, sind in einem solchen Fall unangemessen. Eines sollten Sie stets bedenken: Die Vor- und Nachteile und die Risiken einer Hormontherapie können immer nur nach medizinischen Untersuchungen individuell erwogen werden. Lassen Sie sich umfassend beraten!

Empfehlungen der Deutschen Gesellschaft für Gynäkologie und Geburtshilfe

Für eine Hormonbehandlung gibt es strenge Kriterien. Die Deutsche Gesellschaft für Gynäkologie und Geburtshilfe empfiehlt seit 2006 unverändert Folgendes:

Medizinisch notwendig ist die Hormontherapie

> bei Unterfunktion der Eierstöcke seit den Jugendjahren,
> wenn die Wechseljahre schon vor dem 40. Lebensjahr eingesetzt haben,
> wenn die Eierstöcke vor den Wechseljahren operativ entfernt wurden,
> bei nachweislicher Osteoporose,
> bei nicht anders behandelbaren schweren Wechseljahresbeschwerden (Hitzewallungen, Schwitzen, Schlaf- und starken Konzentrationsstörungen),
> bei ausgeprägter, quälender Trockenheit im Genitalbereich mit Juckreiz und Harnverlust.

Im Einzelfall hilfreich ist eine Hormontherapie

> zur Vorbeugung von Herz-Kreislauf-Krankheiten,
> zur Vorbeugung gegen Herzinfarkt,
> bei familiärer Osteoporosebelastung,
> bei relativem Überwiegen männlicher Hormone mit Haarausfall, Akne und Damenbart,
> bei erblich überhöhten Blutfetten.

Ungeeignet ist eine Hormontherapie

> zum Jungbleiben,
> bei leichten Wechseljahresbeschwerden,
> bei gelegentlichen Stimmungsschwankungen.

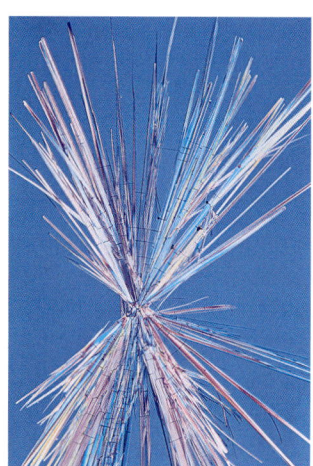

Abbildung der Oberfläche des Hormons Östrogen unter dem Rasterelektronenmikroskop (REM), das eine bis zu 100.000-fache Vergrößerung ermöglicht.

Die Frauengesundheitsstudie – WHI

Eine in den USA begonnene, sehr umfangreiche Studie (»Women's Health Initiative«, WHI) zur Einnahme von Sexualhormonen musste 2002 teilweise abgebrochen werden. In dieser Studie haben Frauen, die eine Kombination von Östrogen und Gestagen erhielten, in einem statistisch relevanten Ausmaß häufiger einen Herzinfarkt oder Schlaganfall erlitten, waren an Brustkrebs erkrankt oder hatten als typische Nebenwirkung eine Thrombose erlitten. In absoluten Zahlen waren zwar nur wenige Frauen betroffen. Doch ist selbstverständlich eine einzige Frau bereits zu viel! Derzeit diskutiert die Wissenschaft über ein leicht erhöhtes Demenz-Risiko. Gesicherte Erkenntnisse stehen noch aus.

Kritisch ist anzumerken, dass die in den USA verwendeten Hormone eine andere chemische Zusammensetzung haben als die in Deutschland verordneten Produkte. Zudem sind amerikanische Frauen generell durch Übergewicht und andere ungünstige Lifestyle-Faktoren gefährdeter als deutsche Frauen.

WOMEN'S HEALTH INITIATIVE

An dieser US-amerikanischen Studie waren über 16.000 Frauen beteiligt. Das Durchschschnittsalter der Teilnehmerinnen betrug 63 Jahre.

Hormone und Brustkrebsrisiko

In den letzten Jahren kamen Langzeitstudien – unter anderem der »zweite Arm« der WHI-Studie, der bis 2006 weitergeführt wurde – in verschiedenen Ländern hinsichtlich des hormonbedingten Risikos an Brustkrebs zu unterschiedlichen Ergebnissen: Wenn Östrogen als Monopräparat, also nicht in Kombination mit einem anderen Hormon, eingenommen wird, sinkt sogar das statistische Risiko. Diesem Ergebnis liegen nur kleine Fallzahlen untersuchter Frauen zugrunde, was die Statistik schönen könnte. Doch sicher ist: Zusätzliche Faktoren wie Lebensführung, bestehende Krankheiten und Erbanlagen spielen eine bedeutsame Rolle. Sicher ist auch die aus umfangreichen Datenerhebungen in den USA und in Europa gewonnene Erkenntnis, dass eine Hormontherapie bei Frauen im jüngeren Alter (unter 60 Jahren) und über einen Zeitraum bis zu drei Jahren kein relevantes Risiko für Brustkrebs darstellt. Dennoch gilt auch hier: Eine Nutzen-Risiko-Bilanz ist immer nur individuell nach einem Gespräch mit einem Arzt zu beurteilen.

Östrogenpräparate

Östrogenpräparate als Ersatz der körpereigenen Hormone können aus Stutenharn oder aus den Eierstöcken von Schweinen gewonnen werden. In diesem Fall tragen sie die Bezeichnung »konjugierte« Östrogene. Nach Protesten der Tierschützer sind Östrogenpräparate jedoch heute hauptsächlich Chemieprodukte und heißen dann paradoxerweise »natürliche« Östrogene. Östriol und Östradiol sind die beiden Hauptwirkstoffe aus der großen Gruppe der Östrogene, denen folgende Merkmale zugeschrieben werden:

> Chemisch gewonnenes Östriol und Östradiol wirken stärker als tierisches. Und Östradiol wirkt stärker als Östriol. Deshalb ist Östriol zur Prophylaxe gegen Osteoporose ungeeignet.

> Östriol hat dafür kaum Nebenwirkungen und wird meist als Salbe oder in Form von Zäpfchen verordnet. Zäpfchen eignen sich zur Behandlung von Juckreiz, Trockenheit der Schleimhäute und Blasenschwäche. Östriol wird in die Scheide eingeführt beziehungsweise auf die Schamlippen aufgetragen – zweimal pro Woche genügt.

> Depotspritzen oder Östrogenimplantate, die ins Fettgewebe eingepflanzt werden, sind dagegen nicht zu empfehlen. Sie setzen zwar bequem kontinuierlich, aber eben auch unkontrollierbar Hormone frei. Mögliche Nebenwirkungen sind deshalb nur schwer zu behandeln. Manche Depotspritzen enthalten geringe Mengen männlicher Hormone und bergen demzufolge die Gefahr der Vermännlichung in sich, also verstärkter Haarwuchs und eine tiefere Stimme.

Risiken und Nebenwirkungen von Östrogenen

Östrogene können als potente Wirkstoffe Nebenwirkungen haben: Appetitlosigkeit, Magenbeschwerden, Unruhe, Spannungsgefühl in den Brüsten, Schwindel, Bluthochdruck und Wassereinlagerungen (Ödeme). Nach der Menopause können Östrogene sogar erneut Blutungen auslösen. Wegen ihrer gewebestimulierenden Eigenschaften regen sie Brustgewebe, Eierstöcke und vor allem die wachstumsaktive Gebärmutterschleimhaut bei dauerhafter Anwendung zu verstärkter Wucherung an.

Östrogene dürfen daher keinesfalls eingenommen werden, wenn Krebs am Eierstock besteht oder bestand, selbst wenn er inzwischen geheilt ist. Auch bei unklaren Blutungen, bei akuten, schweren Leberkrankheiten, akuten Venenthrombosen, einer generellen Neigung zu Thrombosen mit entsprechendem Risiko für Schlaganfall oder wenn eine erbliche Fettstoffwechselstörung vorliegt, stehen Östrogene eindeutig außer Betracht. Frauen, die Brustkrebs hatten, sollten in den ersten Jahren nach der Erkrankung ebenfalls keine Östrogene einnehmen. Inzwischen sind sich die Experten aber einig, dass etwa fünf Jahre nach dem Auftreten von Brustkrebs bei Bedarf erstmals wieder Östrogene genommen werden dürfen, sofern die individuell abzuklärenden Indikationen strengstens eingehalten werden.

Ärztliche Kontrolle – ein absolutes Muss

Generell dürfen Hormone – wie alle anderen verschreibungspflichtigen Medikamente auch – erst nach ausführlicher ärztlicher Untersuchung und dem sorgfältigen Ausschluss von Risikofaktoren verordnet werden. Alle sechs bis zwölf Monate sollten Sie eine Vorsorgeuntersuchung auf Brustkrebs, einen Abstrich vom Muttermund und eine Blutdruckkontrolle durchführen lassen, vor allem dann, wenn Sie als Hormonersatz Pflaster benutzen oder Tabletten einnehmen, denn diese sind höher dosiert als Scheidencremes, die nur lokal wirken. Lassen Sie außerdem die Blutfette und Leberwerte einmal jährlich beim Hausarzt überprüfen, da Pillen und Pflaster über die Leber abgebaut werden.

Östrogen und Gestagen in Kombination

Da Östrogene, in Überdosis angewendet, vor allem ein Risiko für Gebärmutterkrebs bergen, müssen sie unbedingt mit gegenregulierenden Gestagenen für mindestens zehn Tage pro Monat kombiniert werden. Das ist vom Bundesgesundheitsamt so vorgeschrieben. Frauen hingegen, denen durch eine Operation die Gebärmutter entfernt wurde, sollen ausschließlich Östrogenpräparate verabreicht bekommen. Unabhängig von der Anwendungsform gibt es vier verschiedene Einnahmepläne.

> Bei der kontinuierlichen Einnahme nehmen Sie täglich Östrogene zu sich, die vom 14. bis 25. Zyklustag durch Gestagene ergänzt werden und in einer Pille enthalten sind. Wenn Sie Pflaster benutzen, schlucken Sie entweder ergänzend Gestagen in Tablettenform oder verwenden ein Pflaster-Kombinationspräparat. Am Tag nach dem Absetzen der Gestagene kommt es zur Blutung – unter Umständen auch, wenn die Menopause bereits eingetreten ist. Das ist auch bei anderen Einnahmeplänen der Fall. Mit anderen Worten: Selbst bei Frauen in der Postmenopause können manchmal erneut Blutungen auftreten.

> Die zyklische Einnahme ahmt den natürlichen Menstruationszyklus nach. Vom 1. bis zum 21. Tag nehmen Sie Östrogene, die vom 10. Tag an mit Gestagenen ergänzt werden. Zwischen dem 22. und 28. Tag nehmen Sie entweder wirkstofffreie Pillen ein, damit Sie nicht aus dem Rhythmus kommen, oder Sie legen eine Einnahmepause ein. Ab dem 23. Tag beginnt die Periodenblutung, die nach längeren Monaten der Einnahme schließlich ganz aufhört.

> Die kombinierte kontinuierliche Einnahme vereint täglich 28 Tage lang sowohl Östrogen als auch Gestagen in einer Pille. Bei einer solchen Behandlung können trotz Menopause in den ersten Einnahmemonaten noch immer Blutungen auftreten, die aber allmählich nachlassen.

> Bei der Intervallbehandlung wirken drei Monate lang Östrogenpflaster, die im dritten Monat zwischen dem 10. und 21. Tag täglich mit Gestagen in Tablettenform ergänzt werden. Ab dem 22. Tag kommt es einmal alle drei Monate zur Blutung.

NATÜRLICHES PROGESTERON

Seit einigen Jahren wird das in den Eierstöcken gebildete Hormon Progesteron aus dem Grundstoff der Yamswurzel im Labor nachgebildet. Dieses »natürliche« Progesteron (als Tabletten, Creme, Gel und Öl) ist wirksamer als die üblichen Gestagenpräparate und hat weniger Nebenwirkungen.

Gestagenpräparate

Gestagene – so nennt man synthetisch hergestelltes Progesteron – sind längst nicht so gut erforscht wie Östrogene und stehen daher in der Therapie in der zweiten Reihe. Noch ist es eher ungewöhnlich, ausschließlich Gestagen zur Behandlung von Wechseljahresbeschwerden zu verwenden, obwohl Schwankungen im Gestagenspiegel Hitzewallungen mitverursachen und diese durch Gestagengabe abgemildert werden könnten. Gestagene lösen Blutungen aus. Diese Fähigkeit nutzt die Ergänzungstherapie, um eine eventuell durch Östrogene verdickte Schleimhaut abzustoßen. Dadurch kann Krebs vorgebeugt werden. Gestagene können zudem Hitzewallungen abmildern. Ihre wichtigste Funktion ist jedoch, Blutungsstörungen zu mindern, denn sie lassen die Schleimhaut der Gebärmutter schrumpfen.

Risiken und Nebenwirkungen von Gestagenen

Noch immer ist wissenschaftlich nicht ausreichend beziehungsweise eindeutig geklärt, ob Gestagene tatsächlich Gefäßentzündungen und -verstopfungen bewirken. Frauen mit Thrombosen oder gar einem Schlaganfall in der Vorgeschichte sollten daher vorsorglich auf eine Gestageneinnahme verzichten.

Häufige Nebenwirkungen dieser Hormone sind aufgrund von (möglichen) Wassereinlagerungen schwere Beine, Gewichtszunahme und Spannungen in den Brüsten. Außerdem können Müdigkeit, Niedergeschlagenheit, Verminderung der Lust und durch Dünnerwerden der Schleimhäute gehäufte Blasenreizungen, Scheidentrockenheit und -infektionen auftreten. Gestagene steigern den Appetit mit manchmal nachteiligen Folgen für die Figur. Und Übergewicht erhöht wiederum das Risiko für Gefäßverkalkung und Bluthochdruck.

Die Hormone STH und DHEA

Im Zusammenhang mit dem Älterwerden stehen außer den Östrogenen vor allem das Wachstumshormon, auch Somatotropes Hormon genannt (STH), sowie die Hormonvorstufe Dehydroepiandrosteron (DHEA).

GU-ERFOLGSTIPP

ABENDS FRÜH UND WENIG ESSEN

Setzen Sie auf eine gesunde Idee, indem Sie den STH-Gehalt im Blut auf natürlichem Weg stabilisieren. Dazu wird die Konkurrenz der Hormone Insulin (transportiert den Blutzucker in die Zellen und hemmt den Fettgewebeabbau) und STH (Wachstumshormon) genutzt: Maßvolles Essen hält den Insulinspiegel niedrig und damit den STH-Spiegel hoch. Da Hormone einen Tagesrhythmus haben, sollte das Abendessen keine Hauptmahlzeit sein (Prinzip Dinner-Cancelling) und nicht zu spät stattfinden. Am besten nehmen Sie nur ein Häppchen zu sich. Sportliche Bewegung tagsüber gibt einen zusätzlichen Anreiz zur STH-Produktion. Damit überwiegt nachts der Fettabbau.

Wachsen und Gedeihen mit STH

In der Jugend ist STH für das Wachstum verantwortlich. Beim Erwachsenen regt es den Muskelauf- und Fettabbau an, reguliert die Bildung von Eiweiß im Organismus und hält die Kollagenfasern im Hautgewebe straff. STH verhilft also zu muskulöser Körperform, glatter Haut, gesunden Knochen und Zähnen. Mit den Jahren sinkt im Körper der Gehalt an STH – ein natürlicher Vorgang des Alterns.

DHEA – das Forever-Young-Hormon?

DHEA ist eine Hormonvorstufe, die sich im gesamten Organismus findet und mit den Jahren weniger wird. Frauen bilden aus DHEA eine geringe Menge an notwendigen männlichen Hormonen: Testosteron und Androstendion. Bei Männern entstehen aus DHEA weibliche Hormone: Östron und Östradiol. DHEA wirkt auf bestimmte Gehirnrezeptoren. Manche Forscher behaupten, dass es das Wohlbefinden steigern, den Antrieb fördern und die sexuelle Lust erneut wecken kann. Deshalb wird es auch oft als ein Forever-Young-Hormon propagiert.

Aber: Dass DHEA Depressionen, Ängste und Konzentrationsstörungen mildert, wurde nur bei einzelnen, schwer depressiven Menschen nachgewiesen. Als Lifestyle-Medikament für Gesunde ist es nicht brauchbar, schon gar nicht zur Steigerung der Sexualpotenz, wie bisweilen behauptet wird. Hingegen können Frauen aufgrund der Einnahme von DHEA-Pillen Akne und männliche Behaarung bekommen. Männer werden eher impotent und erleiden Herzmuskelveränderungen. DHEA ist also als Forever-Young-»Droge« nicht zu empfehlen, denn die Nebenwirkungen sind unkontrollierbar und können sogar gefährlich sein.

Hormone im Alterungsprozess

Es gibt wohl über 1000 Stoffe mit Hormonaufgaben. Erst rund 100 davon sind bisher erforscht. Hormone sind in der Erfüllung ihrer verschiedenen Aufgaben eng miteinander verknüpft und beeinflussen sich gegenseitig. Bei nachlassender Wirkung einzelner Hormone können andere deren Aufgaben teils übernehmen.

Deshalb spielt im Alterungsprozess die Flexibilität des Hormonsystems eine sehr wichtige Rolle. Auch psychosomatische Zusammenhänge sind zum Teil hormonell bedingt. Gefühlswirksame Botenstoffe wie die Anti-Depressions-Hormone Serotonin, Dopamin oder die Endorphine werden in den Gehirnregionen gebildet, die mit jenen Hirnarealen (Thalamus und Hypothalamus) in Kontakt stehen, die unsere Emotionen steuern. Sie haben also eine fassbare körperliche Grundlage. Das zeigt, welche zentrale Funktion die Hormone einnehmen und dass nicht allein die Sexualhormone bedeutsam sind.

Der Jungbrunnen der alten Chinesen

Ein ungebrochener Mythos in unserer westlich geprägten Gesellschaft ist noch immer die Vorstellung, dass lediglich jung gebliebene oder jung wirkende Menschen leistungsfähig sind. Nur sie scheinen den stetig ansteigenden Herausforderungen des Alltags gewachsen sein. Deshalb muss es eigentlich nicht weiter verwundern, dass Anti-Aging seit geraumer Zeit ein großes Thema ist, auch in der Medizin. Gemeint sind damit Strategien gegen das Altern. Mit diesem Fachgebiet beschäftigen sich intensiv Frauenärzte, Internisten, Urologen und Hormonspezialisten. Doch trotz aller Versuche und Diskussionen vor allem um die Hormone DHEA, Somatotropin und Melatonin: Ein wirkliches Jungbrunnenhormon ohne Nebenwirkungen hat die Wissenschaft bisher noch nicht finden können. Hingegen hat sie nachgewiesen, dass Entspannung, eine maßvolle Lebensweise und Meditation zu einem insgesamt ausgeglichenen Hormonhaushalt beitragen können. Das haben auch schon die alten Chinesen propagiert, die das hohe Alter besonders wertschätzten – und allem Anschein nach hatten sie recht damit!

Gute Aussichten also für Frauen in den Wechseljahren: Intensive Konzentration und bewusste Ruhe bei der Meditation harmonisieren sowohl die Hirnströme als auch den Hirnstoffwechsel und über diesen Weg alle im Gehirn gebildeten Stoffe. Eine überhöhte Bildung von Cortison oder anderen Stresshormonen wird gleichzeitig gebremst.

TIPP

Hinterfragen Sie kritisch alle Angebote, die versprechen, dass mit Medikamenten Alterungsprozesse aufzuhalten sind. »Groteskes Marktgeschrei«, sagt ein bedeutender deutscher Hormonforscher.

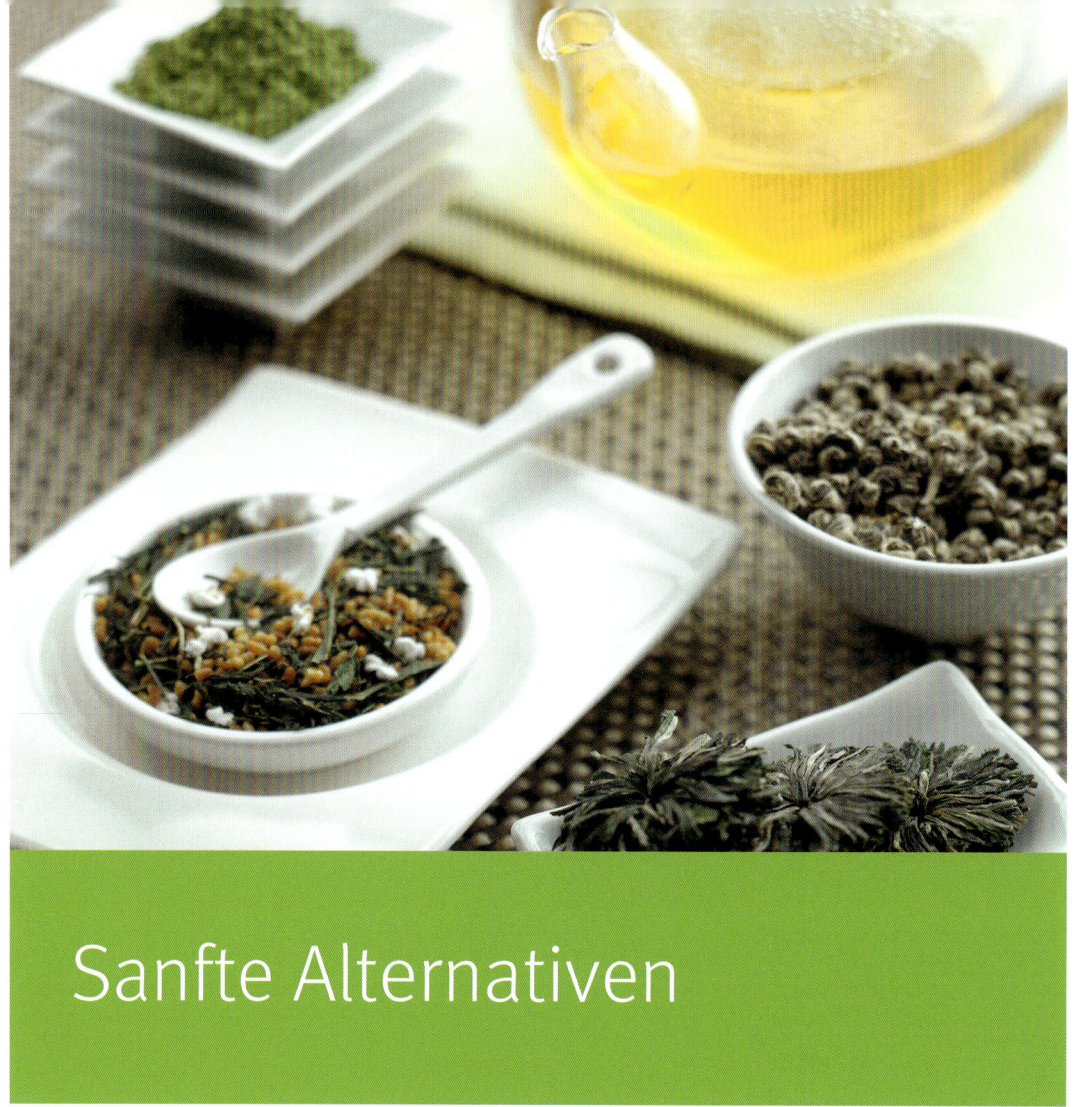

Sanfte Alternativen

Viele Frauen setzen heute aus berechtigter Sorge vor Nebenwirkungen bei »Chemie« vorrangig auf sanfte Alternativen. An oberster Stelle stehen Heilpflanzen. Dabei sollte nicht übersehen werden, dass auch Pflanzenmittel, sogenannte Phytopharmaka, stark wirken, vor allem wenn es sich um Mischpräparate handelt. In diesem Kapitel lernen Sie Pflanzen kennen, deren Wirkstoffe teils genau bekannt sind, denn sie wurden wissenschaftlich gut erforscht. Und bauen Sie ruhig auch auf die Kraft der Elemente!

Heilkräuter für die Wechseljahre

Heilpflanzen unterstützen die Selbstheilungskräfte des Körpers und enthalten zudem pharmakologisch wirksame Bestandteile. Einzelne Pflanzenmedikamente können durch ihre östrogenartige Wirkung sogar fehlende körpereigene Östrogene ersetzen. Die in den Wechseljahren genutzten Pflanzenwirkstoffe haben kaum Nebenwirkungen, doch sie brauchen auch ihre Zeit, um zu wirken. Fassen Sie sich also in Geduld. Nach etwa drei Monaten sollte allerdings eine Wirkung bemerkbar sein. Pflanzliche Mittel können Sie als Tropfen, Kapseln und Tee in der Apotheke bekommen, Frischkraut und Tee häufig auch im Reformhaus oder Bioladen. Bevor Sie beginnen, selbst mit Kräutern zu experimentieren, sollten Sie sich lieber in der Apotheke beraten, im besten Fall sogar einen individuellen Einnahmeplan erstellen lassen.

Die im Folgenden beschriebenen Kräuter sind nach Wirksamkeit geordnet. In handelsüblichen Präparaten für die Wechseljahre werden Sie deshalb immer zum Beispiel Traubensilberkerze und Mönchspfeffer als Bestandteile finden.

STRENGE KONTROLLEN BEI PHYTOPHARMAKA
Phytopharmaka müssen heute die gleichen hohen Anforderungen bezüglich Qualität, Wirksamkeit und Unbedenklichkeit erfüllen wie chemisch produzierte Arzneimittel.

Traubensilberkerze wirkt östrogenartig

Traubensilberkerze (Cimicifuga racemosa), auch unter dem Namen Wanzenkraut bekannt, ist zwar kein Hormon, hat aber eine vergleichbare Wirkung, denn sie besetzt die Östrogenrezeptoren und senkt damit den im Klimakterium überhöhten LH-Spiegel im Blut (Seite 16). Das verhindert beziehungsweise reduziert Hitzewallungen und hält Haut und Schleimhäute gut durchfeuchtet. Außerdem wirkt sie krampflösend und hilft so gegen Blutungsbeschwerden.

Cimicifuga ist in alkoholhaltigen Tropfen in einer Mischung mit anderen Kräuterauszügen oder aber in Kapselform erhältlich. Nebenwirkungen des Mittels sind nicht bekannt.

Mönchspfeffer gleicht LH-Schwankungen aus

Ebenfalls auf den Hormonhaushalt wirkt der Mönchspfeffer (Agnus castus). Er regt einerseits die Bildung von LH (siehe Seite 15) an, andererseits reguliert er auch Hormonschwankungen.

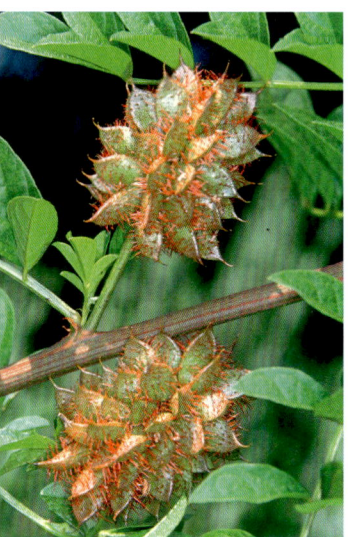

Süßholz ist in Europa in der Mittelmeerregion zu finden. Der Extrakt wird aus der Wurzel gewonnen und hat eine leicht östrogenartige Wirkung.

Auf diese Weise kann er den Zyklus stabilisieren und in den Wechseljahren die folgenreichen LH-Schwankungen ausgleichen. Häufige Beschwerden wie Brustspannen und Hitzewallungen werden damit nachhaltig gemildert.

Mönchspfeffer wird meist in Form alkoholhaltiger Tropfen mit anderen Kräutern oder als Kapseln angeboten, getrocknet auch als Tee. Nebenwirkungen sind nicht bekannt.

Süßholz – ein natürlicher Hormonersatz

Süßholz (Glycyrhiza glabra) ist ein natürliches Hormonersatz-Präparat, denn es enthält Östradiol und Östron (Seite 112) – allerdings in so niedrigen Dosen, dass es meist nur wegen seiner zusätzlichen guten Wirksamkeit als Schleim- und Hustenlöser eingesetzt wird. Süßholz hat noch weitere Hormonwirkungen: In hohen Dosierungen hebt es den Blutdruck, weil es im Organismus Wasser zurückhält. In seltenen Fällen können als Nebenwirkungen Schwindel und Kopfschmerzen auftreten.

Süßholz können Sie als Tee oder Lakritze zu sich nehmen. Doch Vorsicht mit salziger Lakritze: Der Blutdruck kann unerwartet schnell steigen!

Türkischer Rhabarber mit Östrogenwirkung

Der Türkische Rhabarber (Rheum rhaponticum, ein Knöterichgewächs) enthält mehrere östrogenartige Wirkstoffe, wie zum Beispiel Rhaponticosid. Allerdings haben sich diese Stoffe bisher als wenig wirksam erwiesen – eine Therapie mit Türkischem Rhabarber allein ist also fragwürdig. Er ist jedoch auch in Mischpräparaten enthalten und wird so gern bei Menstruationsstörungen in der Prämenopause (Seite 12) eingesetzt.

Yamswurzel – ein natürliches Progesteron

In letzter Zeit wurde viel über die möglicherweise hilfreichen Wirkungen der Yamswurzel (Discorea villosa) diskutiert. Diese kartoffelähnliche Pflanze enthält zu etwa zwei Prozent Diosgenin, das dem weiblichen Hormon Progesteron chemisch sehr ähnlich ist. Extrakte der Yamswurzel sind unter anderem in pulverisierter

Form als Kapseln erhältlich. Sie wirken stärker als die Wurzel selbst, denn sie enthalten bis zu 16 Prozent Diosgenin. Über die langfristige Wirksamkeit und mögliche Nebenwirkungen lassen sich keine gesicherten Aussagen machen.

Ginseng gegen Altersbeschwerden

Neben zahlreichen anderen Wirkungen sagt man Ginseng auch eine östrogenartige nach. Sie ist allerdings wissenschaftlich noch unbewiesen. Ginseng soll gegen allgemeine Altersbeschwerden und Hitzewallungen wirksam sein. Achten Sie auf Präparate aus kontrolliertem Anbau, die mit standardisiertem Wirkstoffgehalt ausgezeichnet sein sollten.

Ginseng gibt es als Tropfen, als Tee und in Drageeform. Nebenwirkungen sind nicht bekannt.

Salbei gegen Hitzewallungen

Salbei (Salvia officinalis) ist nicht nur ein wohlschmeckendes Küchenkraut für allerlei Gerichte der modernen Küche, sondern auch ein bewährtes Heilmittel. Er wirkt ausgleichend auf das Temperaturzentrum im Gehirn (Seite 18) und hemmt die überschießende Produktion der Schweißdrüsen. Außerdem wirkt er entspannend, entkrampft den Bauch und erleichtert vor allem bei Erkältungen das Atmen. Salbei kann in den Wechseljahren starkes Schwitzen bei Hitzewallungen wirkungsvoll eindämmen.

Salbei können Sie als Öl, Frischkraut oder Tee zu sich nehmen oder als Bonbon lutschen. Nebenwirkungen sind nicht bekannt. Allerdings wurden bei hoher Dosierung von reinem Salbeiöl epilepsieähnliche Krämpfe beobachtet.

Steinklee gegen Krämpfe

Steinklee (Melilotus officinalis, auch Honigklee) ist in der Volksheilkunde sehr beliebt. Er wirkt krampflösend und beruhigend und eignet sich deshalb gut zur Behandlung von Schlafstörungen während der Wechseljahre und danach.

Er wird getrocknet als Tee angeboten und ist nebenwirkungsfrei. Allerdings haben Fertigpräparate oft einen hohen Alkoholanteil.

VORSICHT BEI ROTKLEE!

In letzter Zeit kam Rotklee ins Gespräch, da er die hormonelle Balance unterstützen soll. Das war bisher jedoch nicht nachzuweisen. Dagegen gilt ein erhöhtes Brustkrebs- und Kropfrisiko als sicher.

Die Kraft der Elemente

Zu allen Zeiten haben die Menschen die Kraft von Wasser, Feuer, Erde und Luft sowie Licht und Berührung genutzt, um ihr Wohlbefinden zu steigern und ihre Gesundheit zu stabilisieren. Das geht zurück bis in die frühen Hochkulturen. So nutzen die Asiaten beispielsweise ihr tradiertes uraltes Wissen über eine ganze Reihe vielseitiger Entspannungsmethoden und die Isländer ihre heißen Quellen, mit denen sie im Überfluss bedacht sind.

Ähnlich wie die althergebrachte und wissenschaftlich begründete Bädermedizin bauen auch die modernen Spa- (was populär ist für sanus per aquam, übersetzt Gesundheit durch Wasser) und Wellness-Tempel auf überliefererte Erkenntnisse auf, die sich längst über den Globus verbreitet haben. Zum Glück haben sich aber die Zeiten geändert, und das Bewusstsein für Gesundheit und Wohlbefinden wird etwas anders umgesetzt: Wir müssen nicht mehr in Turnhosen fröstelnd und barfüßig durch nasse Wiesen stapfen wie bei Pfarrer Sebastian Kneipp, Pfefferminztee aus der Blechkanne trinken oder uns von einer raubeinigen Bademeisterin durchwalken lassen wie ein nasses Badetuch …

Spa im Geist der Zeit

Heute geben sich die Menschen mehr dem Genuss der Anwendungen hin, lassen jeden ihrer Sinne verwöhnen und betören von schönen Räumlichkeiten, bequemen Liegen, sanftem Licht, meditativen Tönen, flauschig weichen Handtüchern, duftenden Wässerchen, Cremes und Packungen, kurz: Die körperliche Rundumpflege ist lustbetont. Gesundheitliche Aspekte sind in den Hintergrund getreten. Dennoch sind die Wellness-Anwendungen in punkto Gesundheit nicht weniger wirkungsvoll als die scheinbar so verstaubte Bäder-

GU-ERFOLGSTIPP

KRAFT SCHÖPFEN IN DER NATUR

Wechseljahre sind ein Teil der Natur, ein Abschnitt, der zum natürlichen Lebensverlauf gehört. Nach einer Zeit des Werdens und Reifens verändert sich vieles: Manches vergeht schnell, manches hält eine Weile an, bevor es wieder weitergeht. Nutzen Sie das Innehalten in der Mitte Ihres Lebens zur Besinnung! Wir Frauen erleben die Wechseljahre wie die Jahreszeiten: Herbststürme, dann die Ruhezeit des Winters, bevor der Frühling neu erwacht. Eine Verbindung zur Natur kann Ihnen über die ganz normale Traurigkeit des Werdens und Vergehens hinweghelfen. Suchen Sie sich draußen einen Platz, dem Sie eine besondere Bedeutung geben, und der für Sie zu einem Ort der Besinnung und zum Kraftschöpfen werden kann.

medizin. Auch diese kleidet sich heute übrigens in ein zeitgemäßes Outfit: Für Frauen gibt es zum Beispiel die spezielle Frauengesundheitskur, die unter medizinischer Anleitung mit Solebädern, Mooranwendungen, sanften Bewegungstherapien, Entspannungstherapien, gesunder Ernährung und Gesprächen für körperlich-seelischen Ausgleich sorgt.

Verwöhnen Sie sich selbst

Ob es nun ein Wellness-Nachmittag, ein langes Wochenende in einer Bäderanlage oder eine oder mehrere Wochen im Thalassobad am Meer sind – gemeinsam ist allen, dass Sie den Alltag hinter sich lassen können und in eine Welt der Selbstbesinnung und der pflegenden Fürsorge eintauchen. Entscheidend ist, dass Sie Ihren Körper bewusst wahrnehmen und nur einer einzigen Pflicht nachkommen: Ihre eigenen Bedürfnisse in den Mittelpunkt zu stellen. Hier beginnt der erste Schritt zum allgemeinen Wohlbefinden, manchmal sogar zur Heilung oder zumindest zur Linderung von Beschwerden. Die verschiedenen Anwendungen – ob Sole, Algen, Moor, Massage, Dehnung, Wärme, Öle, Aromen oder anderes – wirken alle über ein vergleichbares Grundprinzip: Sie regen den Organismus durch Sinnesreize an und beleben somit den Stoffwechsel, die Atmung, den Kreislauf und die Durchblutung der Gewebe. Während zunächst alle gesunden Körperprozesse beschleunigt werden, tritt langfristig eine wohltuende Ruhe und Entspannung ein.

Fit für den Alltag

Kraft und Selbstsicherheit sind Voraussetzungen, die Frauen in den Wechseljahren vielleicht noch intensiver als in anderen Lebensphasen benötigen. Kurzanwendungen wie eine Gesichtsmassage bei der Kosmetikerin in der Mittagspause geben nur eine geringe Ahnung von dem, was Spa sein kann. Nachhaltig wirksam wird Wellness im weitesten Sinn erst, wenn es Ihnen gelingt, sich in diese entspannende »Nebenwelt« vollends hineinzubegeben und wirklich zu entschleunigen. Nur dann können Sie einen anhaltenden Gewinn für den Alltag verbuchen.

IM SCHUTZ DES WASSERS

Der Eigendruck des Wassers sorgt dafür, dass Ihr ganzer Körper beim Trainieren wie von einem milden Stützstrumpf umfangen ist. Das fördert die Durchblutung der Venen und beugt Krampfadern vor. Außerdem unterstützt der Wasserdruck sowohl Atmung als auch Lungentätigkeit und damit die Versorgung der Körperzellen mit frischem Sauerstoff.

Gleiches wird mit Gleichem behandelt

Homöopathie ist eine Heilslehre aus dem frühen 19. Jahrhundert. Sie ist heute sehr beliebt, weil sich mit ihr der Gedanke an sanfte Heilung ohne Nebenwirkungen verbindet. Ihr Grundsatz lautet »Gleiches mit Gleichem behandeln« und nicht – wie in der Schulmedizin – »ein Mittel *gegen* die Symptome finden«. Die Krankheit soll also mit einem Mittel geheilt werden, das die gleichen Symptome auslöst wie die Krankheit selbst. Die Krankheitsursache im schulmedizinischen Sinn wird von der Homöopathie eher als nebensächlich angesehen. Grundvorstellung der Homöopathie ist, die immaterielle sogenannte »Lebenskraft« des Organismus durch medikamentöse Stimulation zu reaktivieren und damit eine körperliche und seelische Selbstheilung auszulösen.

Das Plus: Zeit und Einfühlung

Was viele Hilfesuchende beeindruckt und weshalb sie sich verstanden, gut beraten und betreut fühlen, ist die Intensität, mit der Homöopathen ihre Diagnostik betreiben. Sie achten dabei – wie es sich für jeden guten, ganzheitlich denkenden Arzt und Therapeuten ohnehin gehört – nicht nur auf die Symptome der Störung, sondern interessieren sich für die gesamte Persönlichkeit. Sie versuchen zum Beispiel, die Reaktionsweise in Krisensituationen zu erfahren. Diese detaillierte Diagnostik soll helfen, die gesamte Problemlage zu erfassen und im Idealfall eine individuell zugeschnittene – medikamentöse – Behandlung zu erarbeiten. Letztlich bedeutet das, dass es keine identischen Therapien geben kann, weil niemand mit einem Anderen konstitutionell völlig identisch ist. Doch nicht immer wird eine Verordnung auch wirklich so gehandhabt.

Homöopathie – ein weites Feld

Homöopathische Mittel sind pflanzlichen und tierischen Ursprungs und Metalle, darunter auch Schwermetalle. Damit sich das jeweilige Symptom nicht unkontrollierbar verschlimmert, wird das gewählte Homöopathikum so stark verdünnt, dass eine krank machende Wirkung nicht zu erwarten ist. Zum Teil ist kein einziges Molekül der Ausgangssubstanz mehr in der Arznei zu finden. Der Verdünnungsgrad (die so genannte Potenzierung) wird mit D1, D2, D3 etc. bezeichnet. Gerade die am stärksten verdünnten Mittel (Hochpotenzen ab D12) sollen die stärkste Wirkung haben – eine These, die der heutigen naturwissenschaftlichen Auffassung der Medizin, die mit handfester Materie und nicht mit einem

Konzept von Energieübertragung arbeitet – entgegensteht. Die Arzneien werden als Tropfen, Pulver oder in Form von milchzuckerhaltigen Kügelchen (Globuli) verabreicht. Gegen Wechseljahresbeschwerden werden am häufigsten Lachesis (Gift der Buschmeisterschlange), Sepia (Tintenfischsekret), Pulsatilla (Küchenschelle), Sulfur (Schwefel) und Belladonna (Tollkirsche) eingesetzt. Stutzig macht aber, dass im Handel homöopathische Mittel als Fertigmischungen zur Selbstmedikation gegen Wechseljahresbeschwerden angeboten werden. Das widerspricht der erklärten These, dass der Mensch nur individuell therapiert werden könne.

Nicht der einzige ganzheitliche Ansatz

Bislang ist die Homöopathie – im Gegensatz zur Schulmedizin – den Beweis einer erfolgreichen Heilmethode, die über den Placebo-Effekt hinausgeht, schuldig geblieben. Das haben verschiedene wissenschaftliche Studien ergeben. Wirksam sind aber die intensive Zuwendung und Beratung für die Hilfesuchenden. Doch diese Art von Therapie kann nicht nur die Homöopathie für sich in Anspruch nehmen. Hilfe, um Belastungen zu bewältigen und Krankheiten zu heilen, bietet jeder ganzheitliche Ansatz: etwa in der Psychosomatik, wo versucht wird, heilsamen Einfluss auf die Lebensführung zu nehmen.

Wirkungen und Nebenwirkungen

Bevor Sie sich für die Einnahme homöopathischer Mittel entscheiden, sollten Sie sich einiger Fakten bewusst sein:

> Zu Beginn der Behandlung kann eine vorübergehende »Erstverschlimmerung« eintreten. Darauf werden die Patienten von ihren Homöopathen nicht immer hingewiesen.

> Generell sind alkoholhaltige Homöopathika-Tropfen tabu für Frauen mit Alkoholproblemen.

> Einige der Arzneien enthalten hochgiftige Schwermetalle oder Pflanzen, von denen erbgutschädigende Wirkung bekannt ist. Diese können sich bei längerer Therapie mit Niedrigpotenzen (D1 bis D6) im Körper anreichern, da sie nur extrem langsam ausgeschieden werden.

> Wie alle Naturheilmittel können auch Homöopathika Allergien auslösen, sogar gegen die Trägersubstanz der Globuli, den Milchzucker.

> Homöopathika können mit gleichzeitig eingenommenen Medikamenten der Schulmedizin in schädigende Wechselwirkungen treten. Klären Sie dies mit Ihrem Homöopathen oder Arzt.

Bücher, die weiterhelfen

Ennulat, Getrud: Im Zeichen des Feuermonds. Neues Leben durch die Wechseljahre. Herder

Grasberger, Dr. Delia; Schweppe, Ronald: Richtig atmen. Spannungen lösen – Energie tanken (mit CD). BLV

Jellouschek, Hans: Wenn Paare älter werden. Die Liebe neu entdecken. Herder

Kleine-Gunk, Dr. Bernd: Phyto-Östrogene. Die sanfte Alternative während der Wechseljahre. Trias

Legato, Marianne: Evas Rippe. Die Entdeckung der weiblichen Medizin. Kiepenheuer & Witsch

Love, Dr. Susan: Das Hormonbuch. Was Frauen in den Wechseljahren wissen sollten. Fischer

Nissim, Rina: Lustvoll. Sex in jedem Lebensalter. Orlanda

Nissim, Rina: Wechseljahre Wechselzeit. Ein naturheilkundliches Handbuch. Orlanda

Northrup, Dr. Christiane: Weisheit der Wechseljahre. Zabert Sandmann

Onken, Julia: Feuerzeichenfrau. Ein Bericht über die Wechseljahre. C. H. Beck

Bücher aus dem Gräfe und Unzer Verlag

Grillparzer, Marion: Die GLYX-Diät. Abnehmen mit Glücks-Gefühl

Grillparzer, Marion: Unser Rückenbuch

Hainbuch, Dr. Friedrich: Progressive Muskelentspannung (mit CD)

Hofmann, Dr. Inge: Schlank ab 40

Korte, Antje: Pilates. Das Drei-Stufen-Programm

Lang-Reeves, Irene: Beckenboden. Wie Sie den Alltag zum Training nutzen

Lang-Reeves, Irene; Villinger, Dr. Thomas: Beckenboden. Das Training für mehr Energie (mit CD)

Mertens, Wilhelm; Oberlack, Helmut: Qigong. Entspannt, gelassen und hellwach (mit CD)

Pizzecco, Dr. Toni: Optimismus-Training

Sommer, Sven: Homöopathie ab 50

Szwillus, Marlisa; Semler, Dr. Jutta: Gesund essen bei Osteoporose

Trökes, Anna: Das große Yogabuch

Wenzel, Dr. Petra: Hausapotheke

Wiesenauer, Dr. Markus; Kerckhoff, Annette: Homöopathie für die Seele

Adressen und Links, die weiterhelfen

Deutschland
Bundesselbsthilfeverband
für Osteoporose
Kirchfeldstraße 149
40215 Düsseldorf
www.osteoporose-deutsch-
land.de

Bundesverband der Frauen-
gesundheitszentren
Kasseler Straße 1a
60486 Frankfurt
www.frauengesundheits-
zentren.de

Deutsche Gesellschaft für
Psychosomatische Medizin
und Ärztliche Psychotherapie
Jägerstraße 51
10117 Berlin
www.dgpm.de

Deutsche Menopause
Gesellschaft
Westfälische Wilhelms-
universität Münster
Albert-Schweitzer-Str. 33
48129 Münster
www.menopause-gesell-
schaft.de

Internationales Zentrum
für Frauengesundheit
Alte Vlothoer Straße 47–49
32105 Bad Salzuflen
www.izfg.de

Nationale Kontaktstelle
zur Unterstützung von
Selbsthilfegruppen
Wilmersdorfer Straße 39
10627 Berlin
www.nakos.de

www.aerzteblatt.de
Informationen zur
Million-Women-Studie

www.das-gesundheits-
portal.com
Forum für alternative Heil-
weisen mit ausführlichen
Informationen zu den
Wechseljahren

www.gut-durch-die-wechsel-
jahre.de
Ausführliche Informationen
rund um die Wechseljahre

www.osteoporose.org
Umfassende Informationen
zu Osteoporose

Österreich
Österreichische Meno- und
Andropause-Gesellschaft
Universitätsklinik für
Frauenheilkunde
Währinger Gürtel 18–20
A-1090 Wien
www.meduniwien.ac.at/
frauenheilkunde

Osteoporose Selbsthilfe
Kaiserstraße 14/13
A-1070 Wien
www.osteoporose-selbst-
hilfe.at

SIGIS – Informationen
über Selbsthilfegruppen
im Gesundheitsbereich
Mariahilferstraße 176
A-1150 Wien
www.fgoe.org

www.50plus.at
Website über die Umbruch-
phasen in der Lebensmitte

Schweiz
Schweizerische Akademie
für Psychosomatische und
Psychosoziale Medizin
Postfach
CH-4008 Basel
www.sgppm.ch

Schweizer Menopause
Gesellschaft
Universitätsfrauenklinik
Rämistrasse 100
CH-8091 Zürich
www.unispital.ch

www.osteoswiss.ch
Schweizer Osteoporose-
Portal, mit Adressen für
einzelne Kantone

Sachregister

Impressum

Erweiterte und aktualisierte
Neuausgabe von Wechseljahre,
GRÄFE UND UNZER VERLAG
2003, ISBN 978-3-7742-5567-8.

Programmleitung:
Ulrich Ehrlenspiel
Redaktion: Yvonne Schnur
Bildredaktion: Henrike Schechter
Lektorat: Rita Maria Güther
Layout: independent Medien-
Design (Claudia Hautkappe)
Satz: Uhl + Massopust, Aalen
Herstellung: Petra Roth
Reproduktion: Repro Ludwig,
Zell am See
Druck: Firmengruppe APPL,
aprinta druck, Wemding
Bindung: Firmengruppe APPL,
sellier druck, Freising

Bildnachweis:
Fotoproduktion: Tom Roch,
München
Weitere Fotos: Blickwinkel:
S. 116; Corbis: S. 8, S. 14, S. 30/31,
S. 64, S. 88/89, S. 90, U4; Focus:
S. 98; Fotofinder: S. 70; Getty:

Cover, S. 104; Jump: U2/S. 1,
S. 24, S. 58, S. 68/69, S. 73, S. 77;
Mauritius: S. 6/7, S. 106;
Stockfood: 114; Superbild: S. 79
Illustrationen: Ingrid Schobel:
S. 16; Detlef Seidensticker: S. 95

GU-Folder: Tanja und Harry
Bischof: Tofu-Saté, Pad Thai,
Wirsingroulade, Tofu-Lasagne;
Barbara Bonisolli: Salat mit
Sprossen, Salatröllchen, Milch-
reis; Michael Brauner: Kern-
beißer; Jörn Rynio: Joghurtsnack,
Sojabrötchen; Ulrike Schmid/
Sabine Mader: Pasteten, Erdbeer-
Tofu-Mousse

Rezeptnachweis (GU-Folder):
Dagmar von Cramm/Martin
Kintrup: Tofu-Lasagne, Wirsing-
roulade; Gina Greifenstein:
Kernbeißer; Marion Grillparzer/
Martina Kittler/Christa Schme-
des: Erdbeer-Tofu-Mousse, Paste-
ten; Reinhard Hess: Sojabrötchen;
Martin Kintrup: Tofu-Saté, Pad
Thai; Sabine Sälzer/Sebastian
Dickhaut: Milchreis; Cornelia
Schinharl: Salatröllchen; Cornelia
Schinharl/Sebastian Dickhaut:
Salat mit Sprossen; Marlisa
Szwillus: Joghurtsnack

ISBN 978-3-8338-1223-1

2. Auflage 2009

Die **GU-Homepage** finden
Sie im Internet unter
www.gu-online.de

Umwelthinweis

Wichtiger Hinweis

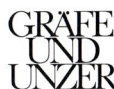

GRÄFE
UND
UNZER

Ein Unternehmen der
GANSKE VERLAGSGRUPPE

Liebe Leserin und lieber Leser,

wir freuen uns, dass Sie sich für ein GU-Buch entschieden haben. Mit Ihrem Kauf setzen Sie auf die Qualität, Kompetenz und Aktualität unserer Ratgeber. Dafür sagen wir Danke! Wir wollen als führender Ratgeberverlag noch besser werden. Daher ist uns Ihre Meinung wichtig. Bitte senden Sie uns Ihre Anregungen, Ihre Kritik oder Ihr Lob zu unseren Büchern. Haben Sie Fragen, oder benötigen Sie weiteren Rat zum Thema? Wir freuen uns auf Ihre Nachricht!

GRÄFE UND UNZER VERLAG

Leserservice
Postfach 86 03 13
81630 München

Wir sind für Sie da!

Montag–Donnerstag:	8.00–18.00 Uhr
Freitag:	8.00–16.00 Uhr

Tel.: 0180-5005054*
Fax: 0180-5012054*

*(0,14 € /Min. aus dem dt. Festnetz/ Mobilfunkpreise können abweichen.)

E-Mail: leserservice@graefe-und-unzer.de

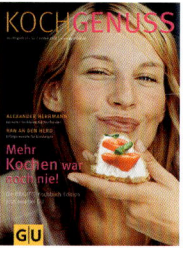

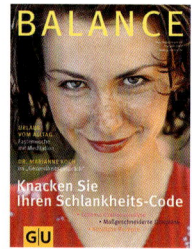

Wollen Sie noch mehr Aktuelles von GU erfahren, dann abonnieren Sie doch unseren kostenlosen GU-Online-Newsletter und/oder unsere kostenlosen Kundenmagazine.

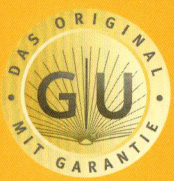

Unsere Garantie

Alle Informationen in diesem Ratgeber sind sorgfältig und gewissenhaft geprüft. Sollte dennoch einmal ein Fehler enthalten sein, schicken Sie uns das Buch mit dem entsprechenden Hinweis an unseren Leserservice zurück. Wir tauschen Ihnen den GU-Ratgeber gegen einen anderen zum gleichen oder einem ähnlichen Thema um.

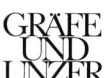

GRÄFE
UND
UNZER

Ein Unternehmen der
GANSKE VERLAGSGRUPPE

Wechseljahre

DR. MED. INGEBORG LACKINGER KARGER

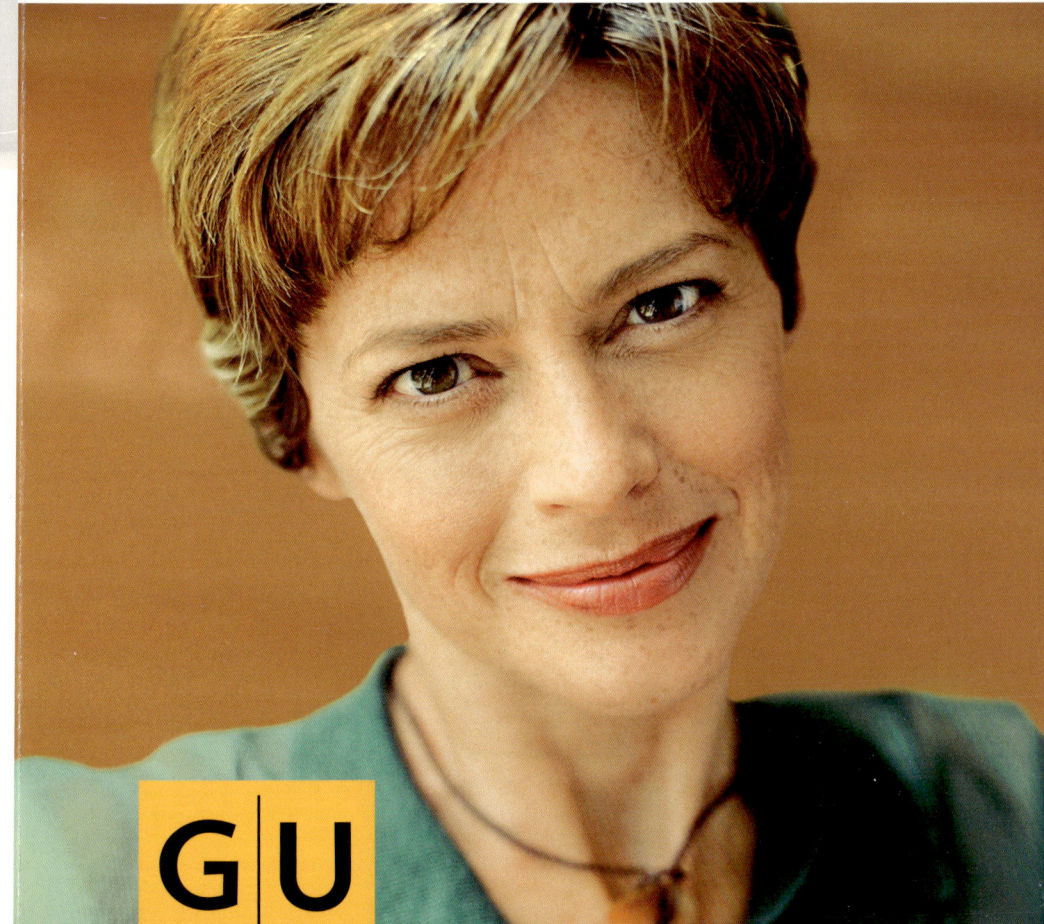

GU

Carpe diem – nutze den Tag!

Spätestens in den Wechseljahren müsste uns Frauen endlich bewusst werden, wie wertvoll jeder einzelne Tag ist – und wie sinnvoll, aus ihm etwas zu machen, trotz oder gerade wegen aller Schwierigkeiten, die wir gelegentlich zu bewältigen haben.

Da Essen Leib und Seele zusammenhält, wie der Volksmund sagt, liegt es nahe, Genuss und Gesundheit zu verknüpfen. Wertvolle Vitamine und Mineralien, Nähr- und Ballaststoffe und Pflanzenöstrogene stecken ja nicht allein in kalorienreduzierter Rohkost oder gar in vitaminaufgepeppten Pillen, sondern vor allem in frischen Gemüsen, in Nüssen, Obst und Milchprodukten. Und natürlich in Sojaprodukten, die sogar den Hormonhaushalt unterstützen und häufig in der asiatischen Küche verwendet werden. Gute Zutaten verdienen es, sorgsam zubereitet und in Ruhe genossen zu werden. Deshalb finden Sie hier Rezepte für Gerichte, die gesund und lecker zugleich sind, und mit denen Sie Ihr Wohlbefinden steigern können. Schlemmen Sie sich also ruhig durch Ihre Wechseljahre. Zu viele Kalorien liegen nur in zu großen Portionen … In diesem Sinne: Viel Spaß beim Nachkochen und genießen Sie es!

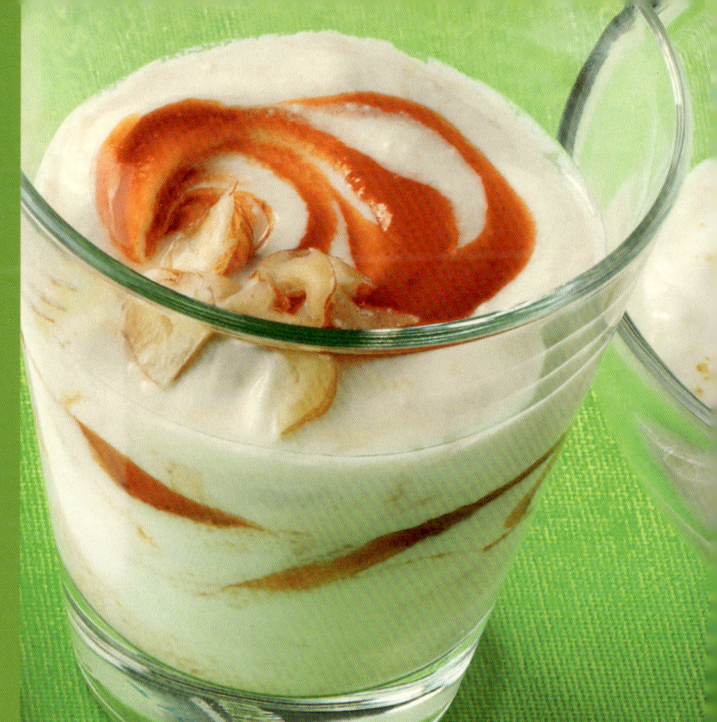

Für 2 Personen

Zubereitungszeit: 5 Min.

Kalorien:
ca. 185 kcal pro Portion

Joghurtsnack
mit Hagebuttenmark

Hagebutten sind eine hervorragende Vitamin-C-Quelle. Das Mark dieser roten Beeren können Sie in Bio- und Naturkostläden oder in Reformhäusern kaufen.

1 Den Joghurt in einem kleinen Gefäß glatt rühren. Das Hagebuttenmark mit Ahornsirup und Zitronensaft sorgfältig vermischen.

2 Das Hagebuttenmark mit einer Gabel locker unter den Joghurt ziehen, sodass eine Marmorierung entsteht. Die Joghurtmixtur zum Schluss mit Haselnussblättchen bestreuen.

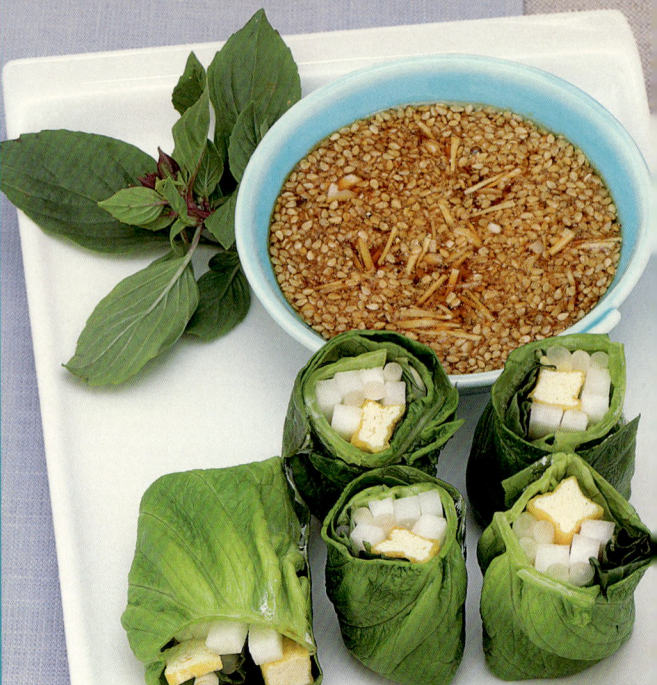

ZUTATEN

150 g Tofu
2 EL Öl
Salz
25 g Sojasprossen
1 Stück weißer Rettich
(etwa 100 g)
1 Zweig Thai-Basilikum
6 feste Salatblätter
(Kopfsalat oder Romana)
1 EL Sesamsamen
1 Stück frischer Ingwer
(etwa 1 cm)
1 Knoblauchzehe
2 EL Sojasauce
1 ½ EL brauner Reisessig

Für 2 Personen

Zubereitungszeit: 20 Min.

Kalorien:
ca. 215 kcal pro Portion

Salatröllchen mit Tofufüllung

Es müssen nicht immer Reispapierblätter sein.
In Salat gehüllt schmecken leckere Zutaten ebenso gut,
und zudem geht es schneller.

1 Tofu abtropfen lassen und in lange, etwa ½ cm breite Streifen schneiden. Öl in einer Pfanne erhitzen. Tofustreifen salzen und darin bei starker Hitze 4-5 Min. rundum braun anbraten.

2 Sprossen waschen und abtropfen lassen. Den Rettich schälen, erst längs, dann quer in feine Streifen schneiden. Basilikum waschen und trockenschütteln. Die Blättchen klein zupfen.

3 Salatblätter waschen und trockenschleudern. Dicke Mittelrippen flacher schneiden. Die Salatblätter auf der Arbeitsfläche ausbreiten und mit gebratenem Tofu, Sprossen, Rettichstreifen und Basilikum belegen. Die Salatränder nach innen klappen, und die Blätter möglichst fest aufrollen. Die Rollen nach Belieben halbieren.

4 Für die Sauce den Sesam ohne Fett in einer Pfanne rösten, bis die Körner anfangen zu springen. Dann im Mörser fein zerstoßen. Ingwer und Knoblauch schälen und fein hacken. Die Sojasauce mit Reisessig verrühren und in 2 Schälchen füllen. Sesam, Ingwer und Knoblauch auf die Sauce streuen. Salatrollen in die Sauce eintunken.

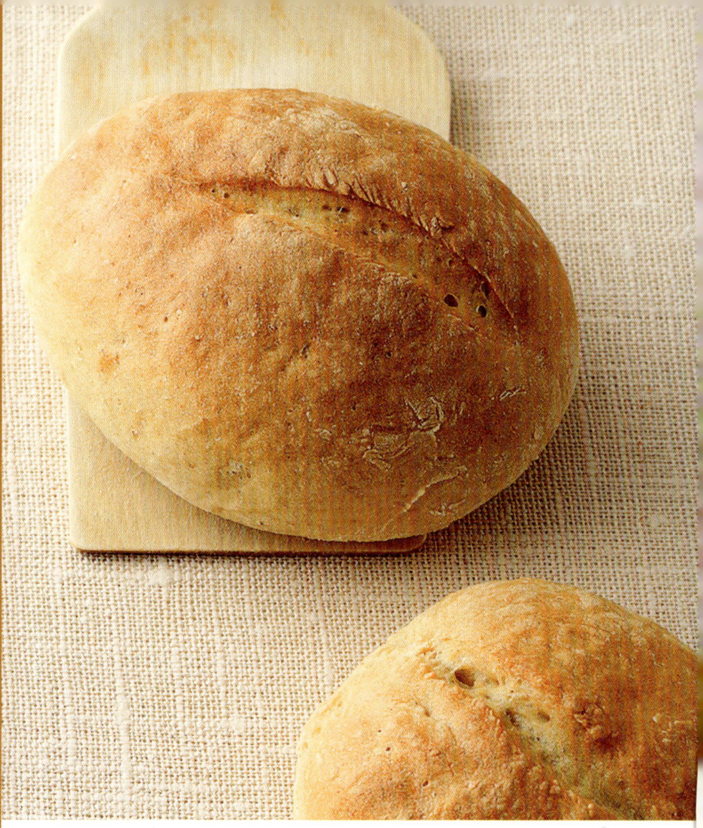

ZUTATEN

200 g Weizenmehl
(Type 550)
50 g Sojamehl
(vollfett, Reformhaus)
10 g Hefe (¼ Würfel)
175 ml lauwarmes Wasser
1 TL Salz
Mehl zum Arbeiten

Für 5 Brötchen

Zubereitungszeit:
30 Min. (reine Arbeitszeit)

Kalorien:
180 kcal pro Brötchen

Sojabrötchen

Diese Brötchen aus Sojamehl sind würzig und besonders
knusprig. Die östrogenartigen Substanzen des Sojamehls
gleichen obendrein den Hormonspiegel etwas aus.

1 Mehl mischen, Hefe mit dem lauwarmen Wasser anrühren,
zusammen mit dem Salz zum Mehl geben und gut vermischen.
Mit Mehl bestreut zugedeckt 12 Std. kühl (12-14°) gehen lassen.

2 Den Teig kräftig kneten, in fünf Stücke teilen, diese zu länglichen
Brötchen formen und auf ein Backblech setzen. Oberfläche längs
einschneiden. Brötchen mit feuchtem Tuch bedecken und noch
einmal 1 Std. gehen lassen.

3 Backofen auf 240° (Umluft 220°) vorheizen. Brötchen in ca. 15
Min. (mittlere Schiene) braun backen, zwischendurch mit Wasser
besprühen. Brötchen mit einem Tuch bedeckt abkühlen lassen.

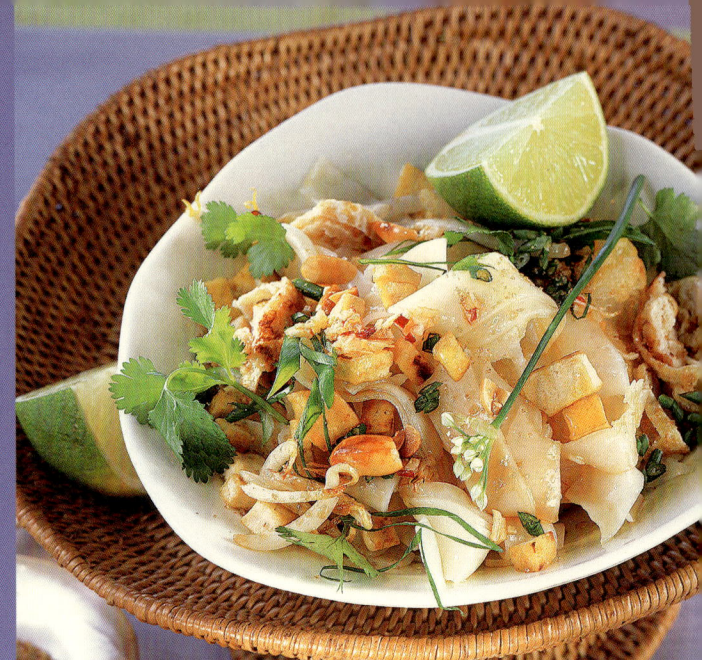

ZUTATEN

6 Stängel chinesischer
Schnittlauch
4 Frühlingszwiebeln
100 g Mungsprossen
3 Limetten
200 g Reisnudeln
2 Eier, Salz
Chilipulver
5 EL Öl
200 g fester Tofu
3 EL Sojasauce
½ TL Ingwerpulver
30 g geröstete,
gesalzene Erdnusskerne
2 Stängel Koriandergrün
2 Knoblauchzehen
2 frische rote Chilischoten
brauner Zucker

Für 2 Personen

Zubereitungszeit: 40 Min.

Kalorien:
ca. 890 kcal pro Portion

Pad Thai

Bei Thailand denkt man meist an Curries.
Doch dort gibt es auch traditionelle Nudelgerichte mit
Reisnudeln, Omelettstreifen, Tofu und viel Grünem.

1 Schnittlauch waschen und in Röllchen schneiden. Frühlings-
zwiebel putzen, waschen und in feine Ringe schneiden. Sprossen
waschen und in einem Sieb abtropfen lassen. 2 Limetten auspressen. Nudeln in Salzwasser nach Packungsanweisung garen,
abgießen, kalt abschrecken und abtropfen lassen.

2 Die Eier mit je 1 Prise Salz und Chilipulver verquirlen. 1 EL Öl in
einer Pfanne erhitzen, Eimasse hineingeben, 2-3 Min. stocken
lassen, wenden und in 2 Min. fertig braten. Herausnehmen, aufrollen und in schmale Streifen schneiden. Den Tofu würfeln und in
2 EL Öl braun braten. Mit 2 EL Sojasauce, 1 TL Limettensaft, Ingwerpulver und Salz würzen.

3 Erdnüsse hacken. Koriander waschen, trockenschütteln und die
Blätter abzupfen. Knoblauch schälen, Chilis waschen, putzen, sorg-
fältig entkernen, mit dem Knoblauch fein hacken und im restlichen
Öl 1 Min. braten. Frühlingszwiebeln, Schnittlauch, Tofu, Nudeln,
Omlettstreifen und Sprossen unter Rühren 3-4 Min. mitbraten. Mit
Sojasauce, Limettensaft, Salz und Zucker würzen. Mit Koriander
bestreuen. Die restliche Limette vierteln. Limette, Erdnüsse und
braunen Zucker in Schälchen zum Pad Thai reichen.

ZUTATEN

4 Eier
250 g Zucker
200 ml Öl
200 ml Orangensaft
200 g gemahlene
Haselnüsse
300 g Dinkelmehl
(Type 630)
1 Päckchen Backpulver

FÜR DEN BELAG
4 Eier
2 Päckchen Vanillezucker
1 TL Zimtpulver
1 Tropfen Bittermandel-
aroma
200 g Nussmix
150 g Kernemix
2 EL ganze Pistazien
(ungesalzen)
2 EL Pinienkerne
6 EL Honig
Fett für das Backblech

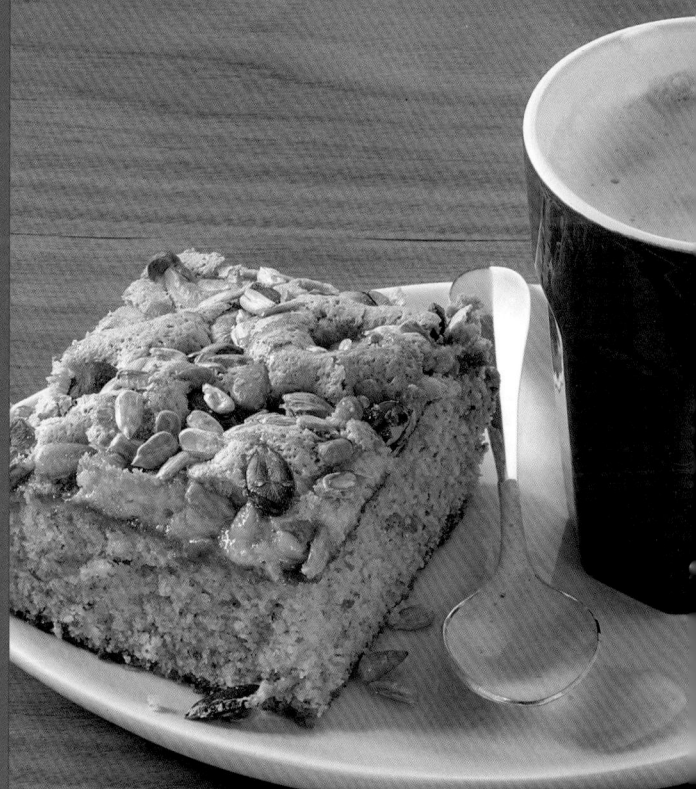

Für 1 Backblech
(16-18 Stücke)

Zubereitungszeit: 70 Min.

Kalorien:
ca. 470 kcal pro Portion

Kernbeißer

Power pur für den Antrieb!
Nüsse im Teig und als Belag –
mehr geht wirklich nicht.

1 Den Ofen auf 200° (Umluft 180°) vorheizen und das Blech
einfetten. Eier mit Zucker dickcremig schlagen. Öl und Orangensaft
dazugeben. Haselnüsse untermischen, Mehl und Backpulver rasch
unterrühren. Den Teig auf das vorbereitete Backblech streichen und
15 Min. (mittlere Schiene) vorbacken.

2 Für den Belag Eier trennen. Eiweiß steif schlagen, Eigelb mit
Vanillezucker, Zimt und Bittermandelaroma cremig rühren.
Eischnee darunter heben und auf den vorgebackenen Kuchen
streichen. Nuss- und Kernemix, Pistazien und Pinienkerne mischen
und auf der Eiermasse gleichmäßig verteilen. Den Kuchen in
ca. 15 Min. fertig backen. Noch heiß mit Honig beträufeln.

150 g Dinkelmehl
(Type 1050)
100 g Sojamehl
5 EL Rapsöl
½ TL Salz
1 Ei
5 EL lauwarmes Wasser
200 g Räuchertofu
1 EL Sesamöl
1 TL Sambal oelek
1 EL Sojasauce
2 Frühlingszwiebeln
100 g Mungbohnen-
sprossen
2 Stängel Koriandergrün
2 EL Sojabohnenkerne
Backpapier
für das Backblech

Für 12 Stück

Zubereitungszeit: 55 Min.

Kalorien:
160 kcal pro Stück

Pasteten
mit Tofu-Sprossenfüllung

Gefüllte Teigtaschen, fernöstlich gewürzt, knusprig gebacken –
da greift sicher die ganze Familie gern zu!

1 Beide Mehlsorten mischen. Mit Öl, Salz, Ei und lauwarmem
Wasser verkneten. Im Gefrierbeutel 30 Min. ruhen lassen.

2 Tofu in etwa 1 cm große Würfel schneiden. Sesamöl mit
Sambal oelek und Sojasauce verrühren und mit Tofu vermischen.
Frühlingszwiebeln putzen, waschen und sehr klein schneiden.
Sprossen waschen und grob hacken. Koriandergrün waschen,
trockenschütteln und die Blätter fein hacken. Frühlingszwiebeln,
Sprossen und Koriandergrün unter den Tofu mischen. Soja-
bohnenkerne fein hacken.

3 Ofen auf 180° (Umluft 160°) vorheizen. Backblech mit Backpapier auslegen. Teig etwa 3 mm dick ausrollen und Kreise von
etwa 10 cm Durchmesser ausstechen. Sojabohnenkerne und
Füllung auf die Kreise geben, zusammenklappen, andrücken
und auf das Blech setzen. Etwa 20 Min. (mittlere Schiene) backen.

ZUTATEN

300 g Tofu
200 g geschälte Tomaten
(aus der Dose)
1 TL Zucker
½ TL Thymian
Salz, Pfeffer
Tomatenmark
200 g Austernpilze
100 g Champignons
15 g Butterschmalz
½ Zwiebel
½ Knoblauchzehe
2 Frühlingszwiebeln
25 ml Weißwein
50 g Sahne
100 g Fontina
(italienischer Schnittkäse)

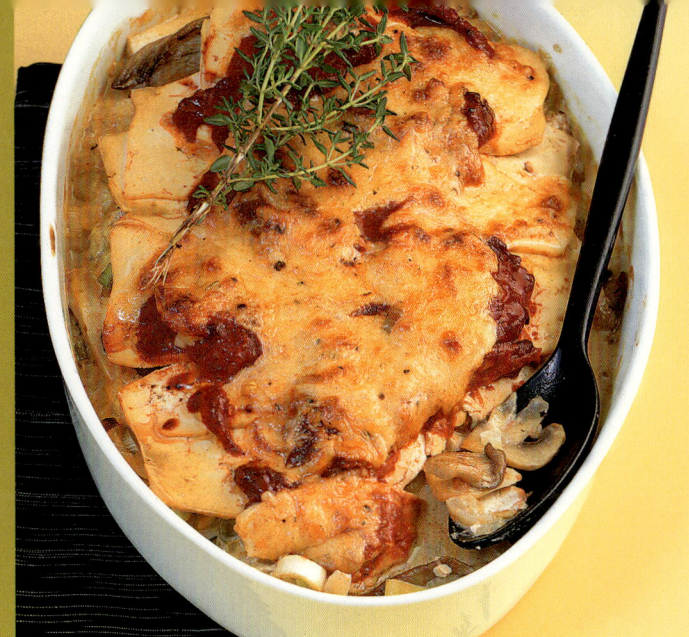

Für 2 Personen

Zubereitungszeit: 40 Min.

Kalorien:
ca. 550 kcal pro Portion

Tofu-Lasagne mit Pilzen

Statt der üblichen Nudelblätter trennen hauchdünne
Tofuscheiben die einzelnen Schichten der Lasagne.
Die Krönung: eine schmackhafte goldbraune Fontinakruste.

1 Tofu in sehr dünne Scheiben schneiden, sodass später vier
Lagen in eine Auflaufform gelegt werden können. Abtropfen lassen
und auf Küchenpapier gut ausdrücken.

2 Dosentomaten zerdrücken, mit Zucker und Thymian kurz aufkochen lassen und mit Salz, Pfeffer und Tomatenmark abschmecken.

3 Austernpilze und Champignons putzen und mundgerecht schneiden. Mit Butterschmalz in einer großen Pfanne kräftig anbraten.
Zwiebel und Knoblauch schälen und fein würfeln. Beides in die
Pfanne zur Pilzmischung geben und alles noch einige Minuten
weiterbraten. Frühlingszwiebeln putzen und in Ringe schneiden.

4 Den Pfanneninhalt mit Weißwein ablöschen und die Flüssigkeit
einköcheln lassen. Sahne und Frühlingszwiebeln dazugeben, kurz
aufkochen lassen, mit Salz und Pfeffer kräftig abschmecken.

5 Den Backofen auf 200° (Umluft 180°) vorheizen. Den Fontina
reiben. Ein Drittel der Tomatensauce in einer Auflaufform verteilen
und eine Lage Tofu darauf legen. Nach Belieben insgesamt vier
Lagen mit Pilzen, Sauce und Käse schichten. Mit Tomatensauce und
Fontina abschließen.

6 Die Tofu-Lasagne ca. 30-35 Min. (mittlere Schiene) backen, bis
die Oberfläche schön braun ist.

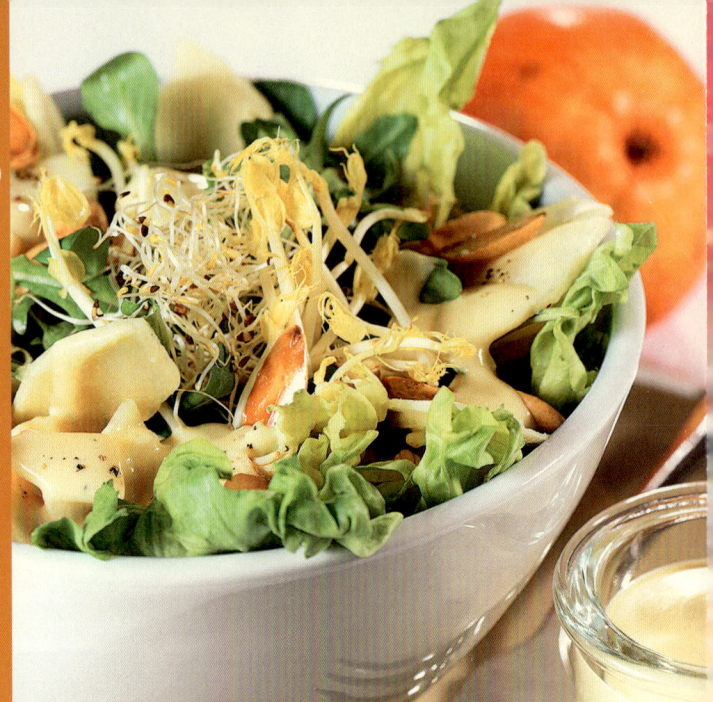

ZUTATEN

75 g gemischte Blattsalate
(Feldsalat, Endiviensalat,
Radicchio und/oder Rucola)
25 g zarte Sprossen
(Alfalfa-, Rettich- oder
Radieschensprossen,
einzeln oder gemischt)
½ saftige Birne
je 1 gestrichener TL scharfer
und süßer Senf
1 EL Essig
1 ½ EL Sahne
1 ½ EL Öl
(vorzugsweise feines,
kalt gepresstes Olivenöl)
Salz
Pfeffer aus der Mühle
½ TL Butter
2 EL gehäutete Mandeln

Für 2 Personen

Zubereitungszeit: 15 Min.

Kalorien:
ca. 240 kcal pro Portion

Salat mit Sprossen und Birne

Ein knackiger, fruchtiger Salat mit sahnigem Dressing.
Eine echte Vitaminbombe, die neue Energie liefert,
wenn Sie sich matt fühlen.

1 Salatblätter in mundgerechte Stücke zupfen, waschen und
trockenschleudern. Sprossen in einem Sieb kalt abbrausen und
trockenschütteln. Birne der Länge nach vierteln, Kerngehäuse
entfernen und quer in Streifen schneiden.

2 Für die Salatsauce die beiden Senfsorten mit Essig und Sahne
verrühren, das Öl kräftig unterschlagen. Mit Salz und Pfeffer würzen.

3 Die Mandeln längs in Hälften teilen. Butter in einem Pfännchen
zerlaufen, aber nicht braun werden lassen. Darin die Mandelhälf-
ten bei mittlerer Hitze unter ständigem Rühren goldbraun rösten.

4 Salat, Sprossen und Birne mit der Salatsauce locker mischen
und auf zwei Teller verteilen, mit den Mandeln bestreuen.

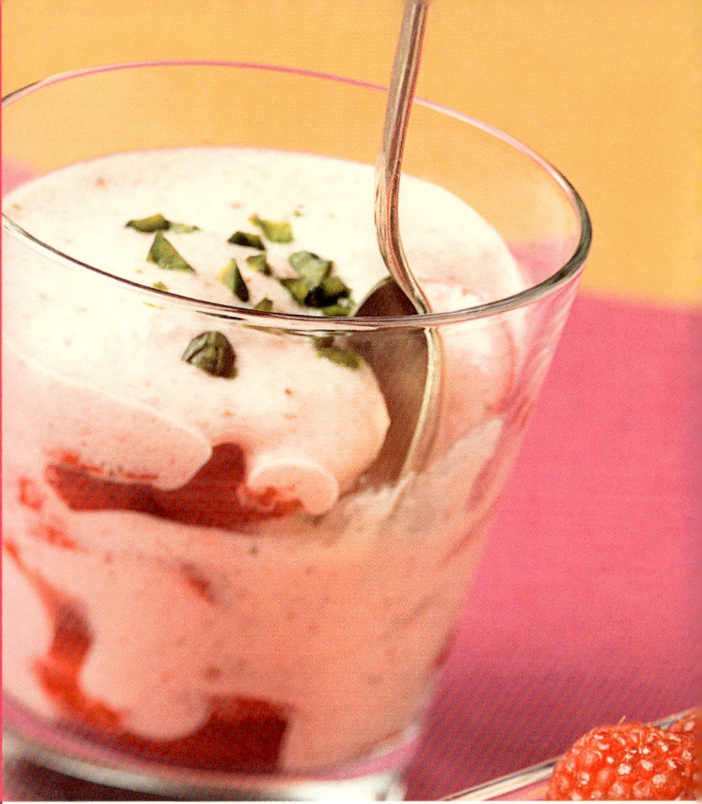

ZUTATEN

2 Blatt weiße Gelatine
250 g Erdbeeren
1 EL Ahornsirup
1 TL Zitronensaft
100 g Seidentofu in
Asiashop, Bioladen
oder Reformhaus
25 g Sahne
½ EL gehackte Pistazien

Für 2 Personen

Zubereitungszeit:
40 Min. (reine Arbeitszeit)

Kalorien:
ca. 150 kcal pro Portion

Erdbeer-Tofu-Mousse

Seidentofu ist wunderbar cremig und eiweißreich.
Er eignet sich ausgezeichnet für leichte Sommerdesserts
wie diese Mousse.

1 Gelatine in kaltem Wasser einweichen. Erdbeeren waschen,
trockentupfen, putzen und ca. 100 g beiseite legen. Die übrigen
Beeren klein schneiden und mit Ahornsirup und Zitronensaft
pürieren. Nach Belieben zusätzlich durch ein Sieb streichen.

2 Ein Viertel des Erdbeerpürees leicht erwärmen, Gelatine
ausdrücken und unter Rühren in dem Püree auflösen. Mit dem
übrigen Püree mischen und kalt stellen, bis es zu gelieren beginnt
(ca. 20 Min.). Tofu unterrühren. Sahne steif schlagen und vorsichtig
unterheben.

3 Die beiseite gelegten Erdbeeren in dünne Scheiben schneiden.
Abwechselnd mit der Mousse in Dessertschalen oder breite Gläser
schichten und 3 Std. kalt stellen. Mit Pistazien bestreut genießen.

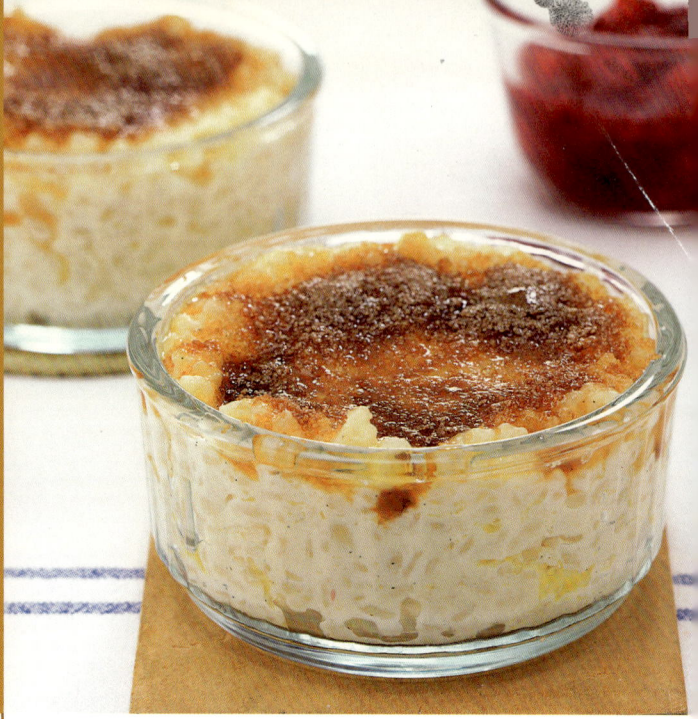

ZUTATEN

100 g Milchreis
(Rundkornreis)
½ l Milch
1 Prise Salz
30 g Zucker
¼ Vanilleschote
1 kleines Stück Zimtstange
(1-2 cm, je nach Dicke)
1 TL Butter
etwa 1 ½ EL brauner
Rohrzucker

Für 2 Personen
als Hauptgericht
(als Dessert halbe
Mengenangaben)

Zubereitungszeit:
45 Min. (reine Arbeitszeit)

Kalorien:
ca. 450 (225) kcal pro
Portion

Milchreis karamellisiert

Der Milchreis schmeckt warm oder kalt.
Besonders lecker mit Cranberry-Kompott,
eingelegten Kirschen oder Himbeerpüree.

1 Den Reis im Sieb abspülen und gut abtropfen lassen. Die Milch mit Salz und Zucker in einem Topf erhitzen. Die Vanilleschote längs aufschneiden, das Mark herausschaben und mit der Schote in die Milch geben. Die Zimtstange ebenfalls dazugeben.

2 Den Reis in die heiße Milch schütten und gut umrühren. Bei kleinster Hitze etwa 30 Min. zugedeckt ausquellen lassen. Gelegentlich umrühren. Zum Schluss die Butter im Reis schmelzen lassen.

3 Den fertigen Milchreis in eine hitzebeständige, flache Schale (oder kleine Schälchen) umfüllen, Vanilleschote und Zimtstange entfernen und gut auskühlen lassen (oder gleich warm essen).

4 Vor dem Verzehr den Backofengrill einschalten. Den Milchreis mit braunem Zucker dünn bestreuen und unter den heißen Grill schieben, bis der Zucker karamellisiert ist (dauert etwa 3-4 Min., am besten dabei bleiben).

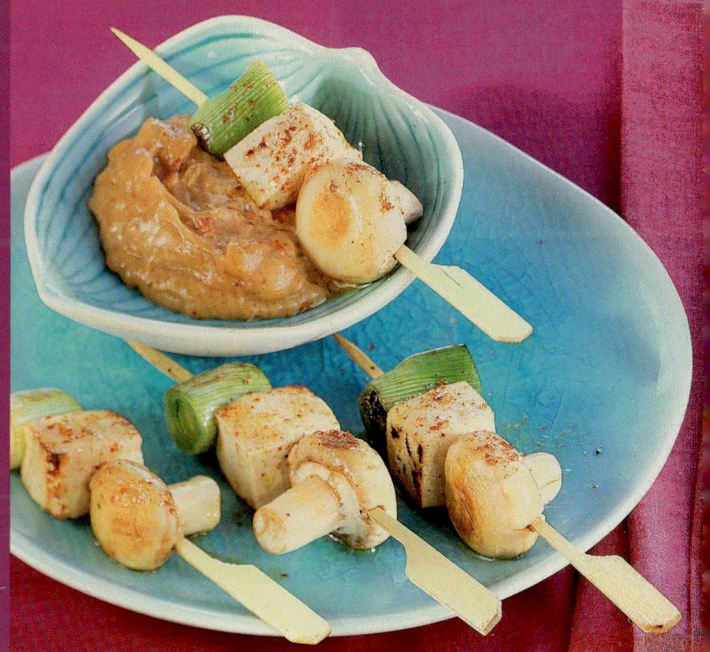

ZUTATEN

1 dünne Stange Lauch
10 kleine Champignons
150 g fester Tofu
1 Zitrone
2 EL Sojasauce
4 EL Öl
1 TL Ingwerpulver
½ TL Chilipulver
½ TL Honig
Salz
Pfeffer
½ Zwiebel
2 EL Erdnussmus (ca. 75 g)
125 ml Wasser
½ EL süße Chilisauce
½ EL Reisessig
10 Holzspießchen

Für 2 Personen

Zubereitungszeit: 20 Min.

Kalorien:
ca. 410 kcal pro Portion

Tofu-Saté

Auch als Vegetarierin müssen Sie auf die berühmten Saté-Spießchen aus der Asia-Küche nicht verzichten. Stürzen Sie sich in das nussige Vergnügen.

1 Den Lauch putzen, in 10 Stücke schneiden und gründlich waschen. In einem Metallsieb oder einem Einsatz über kochendem Wasser im geschlossenen Topf 3-4 Min. dämpfen. Die Champignons putzen. Den Tofu in 10 Stücke schneiden. Die Zitrone auspressen.

2 3 EL Zitronensaft, 1 ½ EL Sojasauce, 2 ½ EL Öl, Ingwer- und Chilipulver und Honig verrühren. Marinade kräftig salzen und pfeffern. Lauch, Champignons und Tofu mit der Marinade übergießen und ziehen lassen. Gelegentlich wenden.

3 Für die Erdnusssauce die Zwiebel schälen, fein hacken und in ½ EL Öl glasig andünsten. Erdnussmus, Wasser, Chilisauce, Reisessig und ½ EL Sojasauce dazugeben und alles glatt rühren. Bei mittlerer Hitze ca. 2 Min. leicht köcheln lassen. Mit Salz und Pfeffer abschmecken.

4 Champignons, Tofu und Lauch abwechselnd auf Holzstäbchen spießen, den Lauch dabei quer zur Schnittfläche. Nun die Spieße portionsweise in 1 EL Öl bei mittlerer Hitze in etwa 7 Min. braun braten, dabei wenden. Mit der Sauce genießen.

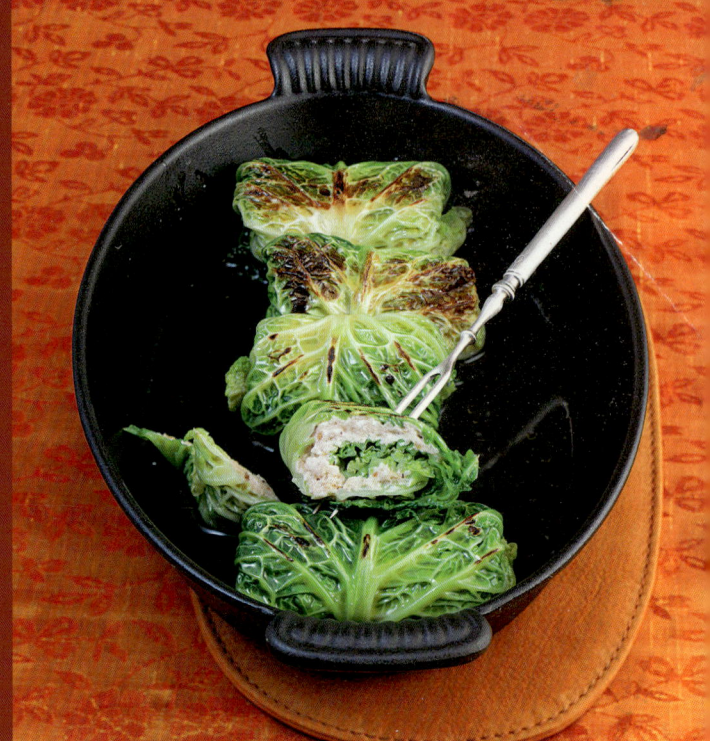

ZUTATEN

8 Wirsingblätter
Salz
½ Zwiebel
1 Knoblauchzehe
125 g Räuchertofu
25 g Walnusskerne
2 Eier
50 g Feta
Pfeffer
25 g Butterschmalz
125 ml Brühe
1 EL Zitronensaft

Für 2 Personen

Zubereitungszeit: 45 Min.

Kalorien:
ca. 395 kcal pro Portion

Wirsingroulade
mit Tofufarce

Kohlrouladen schmecken auch vegetarisch herrlich:
mit einer pikanten Füllung aus Räuchertofu und Feta.

1 Wirsingblätter in reichlich Salzwasser 3-5 Min. blanchieren und
zwischen Küchentüchern abtropfen lassen.

2 Zwiebel schälen und grob würfeln, Knoblauch schälen. Den Tofu
würfeln und im Mixbecher fein pürieren. Die Walnüsse pürieren,
ebenso Zwiebel, Knoblauch, Eier und Feta. Alles vermischen, pfeffern und mit dem Pürierstab noch einmal gründlich durchrühren.

3 Die dicken Stiele aus den Wirsingblättern herausschneiden.
Je 1 gehäuften EL der Tofumasse mittig auf das Kohlblatt setzen.
Die durch das Beschneiden des Stiels entstandenen Blattzipfel
über den Tofu legen, die Seiten einklappen, die Blätter aufrollen.

4 Den Backofen auf 220° (Umluft 200°) vorheizen. Butterschmalz
in einer Pfanne erhitzen, die Rouladen von beiden Seiten anbraten.
In die Auflaufform füllen, Brühe und Zitronensaft angießen.
Die Rouladen im Ofen (mittlere Schiene) ca. 20 Min. garen.